DIE

LOCALISATION DER GEISTIGEN VORGÄNGE

INSBESONDERE

DER

SINNESEMPFINDUNGEN DES MENSCHEN.

VORTRAG,

GEHALTEN AUF DER 68. VERSAMMLUNG DEUTSCHER NATURFORSCHER UND ÄRZTE ZU FRANKFURT A. M.

VON

DR. PAUL FLECHSIG,

O. Ö. PROFESSOR DER PSYCHIATRIE AN DER UNIVERSITÄT LEIPZIG.

MIT ABBILDUNGEN IM TEXT UND EINER TAFEL.

LEIPZIG,

VERLAG VON VEIT & COMP.

1896.

Druck von Metzger & Wittig in Leipzig.

Vorwort.

Im Aufbau unseres Geistes, in den grossen beharrenden Zügen seiner Gliederung spiegelt sich klar und deutlich die Architektur unseres Gehirns wieder: Dies näher darzulegen ist die vornehmste Bestimmung des vorliegenden Vortrags.

Dass es mir gelingen werde, diesen Fundamentalsatz auch sogleich zu allgemeiner Anerkennung zu bringen, nehme ich indess nicht an. Denn obschon seine Gültigkeit bereits jetzt in zahlreichen Einzelthatsachen evident zu Tage tritt, dergestalt, dass ich kaum ein gleich fruchtbares heuristisches Princip für die Hirn-Seelenforschung zu nennen wüsste, bedarf es zu einer durchgehenden und allgemein überzeugenden Beweisführung zweifellos noch unendlich vieler Arbeit. Am wenigsten überrascht es mich, dass die introspective Psychologie sich ablehnend verhält, ja sich mit Händen und Füssen dagegen sträubt, besagtem Princip Eingang zu gewähren. Denn nicht nur, dass diese Disciplin im Wesentlichen aus der Negirung jener ganzen Betrachtungsweise die Berechtigung zu einer Sonderexistenz herleitet, so bedarf es vor allem anschaulicher Vorstellungen, um selbständig prüfen zu können, was an dem vorliegenden neurologischen Beweismaterial Anspruch auf allgemeine Beachtung machen darf — und dieses anschauliche Vorstellen wird naturgemäss nur durch eingehendste Beschäftigung mit dem Hirnbau gewonnen, nicht durch introspective Beobachtung. Andererseits ist es auch recht unwahrscheinlich, dass die reine Psychologie zu einer wirklich naturgemässen Anschauung der Gliederung im Geistigen vordringen wird, solange sie der Anatomie des Seelenorgans grundsätzlich den Rücken kehrt.

Aber noch ein zweiter durchaus praktischer Gesichtspunkt hat mich veranlasst vor den vereinigten medicinischen Sectionen der Frankfurter Versammlung die neuesten Errungenschaften der menschlichen Hirn-Anatomie mit Rücksicht auf ihre klinische Verwerthbarkeit zu behandeln — nämlich der thatsächliche

Mangel eines Lehrbuchs, welches den ärztlichen Bedürfnissen auch nur annähernd in der Vollkommenheit gerecht würde, als es der Leistungsfähigkeit der gegenwärtig verfügbaren Untersuchungsmethoden entspricht.

Ich verkenne hierbei nicht — habe ich doch schon in Frankfurt a. M. darüber klagen hören — dass das in der Folge Mitgetheilte ohne zahlreiche Abbildungen dem allgemeinen Verständniss selbst der Aerzte nicht leicht zugänglich ist. Ich füge deshalb hier einige Abbildungen bei, welche wohl besser als die beim Vortrag von mir verwandten, eine wenigstens theilweise Orientirung auch für Ungeübtere ermöglichen. Die Tafel giebt Photographien von halbschematischen Zeichnungen wieder, welche ich in meinen Vorlesungen verwende. Sie sollen hauptsächlich die hier zum ersten Mal näher ausgeführte Idee einer strengen Centralisation des Seelenorgans erläutern. Sie können nicht Linie für Linie Anspruch auf strenge Objectivität machen, wenn sie auch möglichst sorgfältig der Natur nachgebildet sind.

Auch im Uebrigen enthält dieser Vortrag keineswegs nur Bekanntes; es sind zahlreiche neue Untersuchungsresultate angedeutet, wie eine Vergleichung meiner Schrift „Hirn und Seele", 2. Aufl. ergiebt, auf die ich behufs besseren Verständnisses der nachfolgenden Zeilen verweise.

In den Anmerkungen 23 u. 42 finden sich einige Bemerkungen gegenüber Ansichten der Herren v. Kölliker und v. Monakow, welche ich für irrthümlich und einer Widerlegung für um so bedürftiger halte, als sie leicht zu principiell-falschen Anschauungen über den Hirnplan führen könnten.

Leipzig, im October 1896.

Paul Flechsig.

Wenn ich es unternehme, ein so umfängliches, ja man darf wohl sagen grenzenloses Thema, wie die Localisation der geistigen Vorgänge vor Ihnen zu behandeln, so bin ich mir nicht im Zweifel, dass in der kurzen Spanne Zeit, welche zur Verfügung steht, die Fülle des Thatsächlichen nur eklektisch Erwähnung finden kann. Ich werde deshalb im Wesentlichen nur die *Sinnesempfindungen* in Betracht ziehen, muss mich aber auch hier darauf beschränken Einzelheiten herauszuheben, und bitte von vornherein um Nachsicht, wenn sich deutliche Lücken in meinen Ausführungen zeigen werden.

Ich glaube, dass nun die Zeit gekommen ist, wo die Localisation der Hirnfunctionen nicht mehr *einseitig* klinisch oder experimentell angefasst werden darf, wo vielmehr die *Hirn-Anatomie*[1] *beanspruchen* kann, in allen Fragen gehört zu werden, und ich werde demgemäss *anatomische* Thatsachen zur Basis meiner heutigen Betrachtungen machen.

Noch vor kaum zwei Jahrzehnten wäre ein solches Beginnen nicht gerechtfertigt gewesen. Wenn die damals entstandene „Topische Diagnostik der Hirnkrankheiten" des Herrn NOTHNAGEL noch heute so werthvoll ist, wie am Tage ihres Erscheinens, so verdankt sie dies wesentlich dem Umstand, dass der erfahrene Kliniker äusserst wenig Rücksicht genommen hat auf die schwankenden Gestalten, welche die Hirn-Anatomie und -Physiologie damals dem trüben Blick des Neurologen zu zeigen vermochten. Das Buch ist fast nnr veraltet da, wo es ausnahmsweise Rücksicht nimmt auf Anschauungen zeitgenössischer Hirn-Anatomen.

Heute verfügen wir über einen unvergleichlich grösseren Schatz gesicherter anatomischer Kenntnisse, welche für die Localisation der Hirnfunctionen verwerthbar sind. Hierbei handelt es sich keineswegs[2] ausschliesslich oder vorwiegend um die durch GOLGI's Silberfärbung errungenen Aufschlüsse über den feinsten Bau der centralen grauen Massen, sondern um relativ gröbere Verhältnisse der Hirnstructur, welche Herr v. KÖLLIKER ganz treffend als „gröbere mikroskopische Anatomie" der Centralorgane bezeichnet: um den Verlauf der sensiblen und motorischen Bahnen, der Associationssysteme im Grosshirn u. dergl. m. — Verhältnisse, welche sich an guten Präparaten zum Theil schon mit blossem Auge erkennen oder wenigstens überschauen lassen.

Ich werde mich bei meinen Ausführungen ausschliesslich mit dem Menschen beschäftigen. Ich schätze die Bedeutung der Experimentalphysiologie und der vergleichenden Anatomie sehr hoch — aber der Reichthum ihrer Ergebnisse überhebt uns durchaus nicht der Nothwendigkeit, die Besonderheiten des menschlichen Gehirns an diesem selbst mittels directer Untersuchung festzustellen. Es führt keineswegs zu grösserer Klarheit der Anschauungen, wenn Beobachtungen an Thier und Mensch *promiscue* verarbeitet werden. Die Vergleichung beider gewährt sichere Resultate, nicht aber die Vermengung — und dies gilt ganz vornehmlich für die geistigen Vorgänge, über welche uns überhaupt nur der sprachbegabte Mensch unzweideutige Aufschlüsse zu geben vermag.

Man theilt die Empfindungen ihrem Ausgangspunkt nach bekanntlich ein in die zwei grossen Gruppen der „Sinnes- und der Organ-Empfindungen". Wir empfinden nicht nur Veränderungen unseres Körpers durch äussere (exogene) Einflüsse, sondern auch Modificationen, welche unabhängig von äusseren Reizen endogen, zum Theil schon durch den Lebensprocess selbst entstehen.

Bezüglich der Sinnesempfindungen ist es kaum mehr möglich zu zweifeln, dass dieselben ausnahmslos durch Vermittelung der Grosshirnrinde zu Stande kommen — ohne Grosshirnrinde keine objectivirbare Sinneswahrnehmung. Fraglich ist aber, ob dies auch durchgehends für die Organ-Empfindungen gilt.

Die Organ-Empfindungen sind schon insofern höchst

verschiedenwerthig, als ein Theil derselben gleich den Sinnesempfindungen zur Wahrnehmung der Aussenwelt dient, ein anderer nicht; zu ersteren gehören vor allem die kinästhetischen, d. h. die an den Bewegungsapparat geknüpften Empfindungen, welche man früher kurz als „Muskelsinn“ bezeichnete, während thatsächlich hierbei zu den von den Muskeln ausgehenden Empfindungen noch solche kommen, welche in den Nerven der Sehnen, Gelenke ja vielleicht auch Knochen ihren Ursprung haben. Die Eindrücke des „Muskelsinns“ sind wenigstens theilweise objectivirbar; sie dienen bekanntlich unter anderem zur Bestimmung der Schwere gehobener Gewichte. Ihnen stehen diejenigen Organ-Empfindungen gegenüber, welche lediglich die Wahrnehmung des eigenen Körpers, seiner Bedürfnisse, der Beeinträchtigung wie Förderung seiner Leistungen vermitteln. In erster Linie ist hier eine Gruppe hervorzuheben, welche die sinnlichen Triebe begleitet bezw. zum Bewusstsein bringt, die den Hunger, den Durst, die *libido sexualis* anzeigenden localisirten Empfindungen im Rachen und Unterleib; ich will sie kurz „localisirte Triebgefühle“ oder „Localzeichen der Triebe“ nennen, wobei zu bemerken ist, dass sie nur eine Theilerscheinung dessen darstellen, was wir „Triebe“ heissen. Denn nebenher geht vielfach eine allgemeine Unruhe, welche nicht psychischer Natur ist und vielleicht einer unmittelbaren (automatischen) Reizung motorischer Centralapparate ihren Ursprung verdankt.

Speciell diese Triebgefühle zeigen deutlich Erscheinungen, welche man als „Gefühlstöne" der Empfindungen bezeichnet, die zwischen Lust und Unlust sich bewegenden inneren Zustände. Lust- und Unlustgefühle werden noch gegenwärtig von namhaften Psychologen von den Organ-Empfindungen gesondert und als etwas ganz Eigenartiges (Reaction einer „Seele"?) hingestellt — doch kann ich hier in eine nähere Erörterung dieser Frage nicht eintreten. Thatsache bleibt, dass wenigstens die sinnlichen Gefühle stets an Empfindungen gebunden erscheinen, insbesondere an Organ-Empfindungen, so dass sie zu diesen offenbar die engsten, unmittelbarsten Beziehungen haben.

Unlustäusserungen[3] finden wir nun auch bei Missgeburten, welchen das Grosshirn vollständig (eventuell selbst bis zur Mitte der Vierhügelgegend) fehlt, desgleichen bei Frühgeburten von acht Monaten, bei welchen die Grosshirnrinde nirgends fertig entwickelte reife Nerven-Elemente erkennen lässt. Demgemäss ist es zweifelhaft[4] dass es zur Entstehung gewisser Organ-Empfindungen mit selbst lebhafter Geühlsbetonung der Grosshirnrinde bedarf. Ein Theil der Organ-Empfindungen wird möglicherweise vermittelt ausschliesslich durch niedere Hirntheile.

Somit sind nicht alle Bewusstseinserscheinungen mit Sicherheit als Leistungen der Grosshirnrinde anzusehen — und ich stimme hier wohl mit Herrn Goltz überein, welcher ja auch beim grosshirnlosen Hund noch seelische Regungen anzunehmen geneigt ist.

Was hingegen die objectivirbaren Sinnesempfindungen anlangt, so spricht thatsächlich keine sichergestellte Thatsache gegen die Anschauung, dass hier ausschliesslich die Grosshirnrinde in Betracht kommt. Ja, man nimmt gegenwärtig wohl allgemein an, dass jeder besonderen Sinnesqualität ein besonderes Feld der Grosshirnrinde zugeordnet ist, welches die Fähigkeit besitzt, die zugeführten Nervenreize in Sinnesempfindungen, in Bewusstseinserscheinungen von specifischem Gepräge[5] zu transformiren. Wir unterscheiden demgemäss eine Sehsphäre der Grosshirnrinde, eine Hörsphäre, Riechsphäre, Tastsphäre u. s. w.

Genauer bekannt war bis vor kurzem beim Menschen nur die Sehsphäre in Bezug auf Lage, Ausdehnung und Grenzen; von der Hörsphäre kannte man nur ungefähr die Lage, sehr verschwommen waren die Vorstellungen über die Grenzen der Tastsphäre.

Ich glaube nun Befunde gemacht zu haben, welche es ermöglichen, Lage, Grösse und Grenzlinien **aller** corticalen Sinnessphären genauer zu bestimmen, und möchte zunächst Ihre Aufmerksamkeit erbitten für eine kurze Darstellung der hierbei in Betracht kommenden anatomischen Verhältnisse, die unentbehrliche Basis meiner weiteren Betrachtungen.

I.

Eine der Hauptaufgaben der Anatomie der Localisation der Hirnfunctionen gegenüber, ist die völlig lückenlose Darlegung der Sinnesleitungen von ihrem Eintritt in das Centralorgan bis zu ihren Endstätten in der Hirnrinde. Dieser Forderung lässt sich gerade am Menschen Genüge leisten, sobald man das Gehirn des Fötus und Neugeborenen zur Untersuchung verwerthet und die so erlangten Befunde mit den Ergebnissen der TÜRK'schen Untersuchungsmethode (secundäre Degenerationen im Anschluss an Herderkrankungen — womöglich nach der „Methode der kleinsten Herde") vergleicht.[6]

Die Sinnesleitungen entwickeln sich dergestalt, dass sie von allen Faserzügen des Grosshirn-Markes zuerst erscheinen und reifen, d. h. Markscheiden erhalten. Sie liegen so beim Fötus und Neugeborenen völlig isolirt vor Augen; man kann ihren Verlauf, die Rindenbezirke, mit welchen sie in Verbindung treten etc., genau überblicken. Es giebt thatsächlich keine andere Methode, welche dies auch nur annähernd gleich vollkommen[7] leistete. Die Schärfe der hierbei zu Stande kommenden Bilder ist geradezu überraschend für jeden, der zum ersten Mal gut gelungene Präparate sieht.

Dass sich die Ergebnisse der entwickelungsgeschichtlichen und der rationell verwertheten TÜRK'schen Methode in ausgiebigster Weise decken mit den Resultaten einer geläuterten klinischen Beobachtung, erhöht naturgemäss das Vertrauen in die anatomischen Befunde. Doch ist es keineswegs zweckmässig, etwaige Lücken in der Anatomie auszufüllen durch klinische Thatsachen. Auch hier bleibt zunächst jede Disciplin am besten auf ihrem Gebiet und sucht selbständig und unabhängig von anderen zu möglichst lückenlosen Resultaten zu gelangen.

Ich gebe nun zunächst einen kurzen Ueberblick über die einzelnen Sinnesleitungen.

1. Hintere Wurzeln des Rückenmarkes bezw. der Oblongata (excl. 8. und 9. Hirnnerv).

Von allen Sinnesleitungen zuerst entwickeln sich die in den hinteren Wurzeln des Rückenmarkes und der Oblongata enthaltenen. Im Grosshirnmark sind die zuerst zur Reife gelangenden Nervenfasern ausschliesslich (indirecte!) Fortsetzungen hinterer Wurzeln.

Die hinteren Wurzeln vermitteln bekanntlich einestheils sämmtliche Organempfindungen, soweit nicht etwa der Sympathicus hierbei in Betracht kommt, anderentheils die verschiedenen Hautsinnesqualitäten (Tast- und Temperatursinn).

Die klinische Medicin war bislang nicht in der Lage, aus Herden in den Grosshirnlappen den Umfang des Rindengebietes festzustellen, welches an diesen Sinnes- und Organempfindungen betheiligt ist. Dagegen existirte eine wichtige, wohl allgemein anerkannte, in alle Lehrbücher übergegangene Beobachtung über Beziehungen der inneren Kapsel zu Sensibilitätsstörungen, welche ihrem Entdecker zu Ehren zweckmässig als Türk'sche Hemianästhesie bezeichnet wird. Dieselbe tritt in zwei Hauptformen auf, einer einfachen und einer complicirten. Als einfache bezw. uncomplicirte betrachte ich einen Symptomencomplex, bei welchem auf einer ganzen Körperhälfte einestheils die cutanen Empfindungen, anderentheils die an den Bewegungsapparat geknüpften Organgefühle und die Schmerzempfindung in allen äusseren Theilen, einschliesslich Mundhöhle, Sexualorgane etc. aufgehoben sind. Die Empfindlichkeit der Bauch-Eingeweide auf Druck ist in der Regel erhalten wohl deshalb, weil diese auf der Mittellinie gelegenen Organe zu beiden Hirnhälften in Beziehung stehen. Nicht selten gesellen sich auch, was schon Türk beobachtete und insbesondere Charcot näher erforschte, Anästhesien der höheren Sinne, halbseitige Taubheit oder Hörschwäche, Hemianopsie, Hemiageusie und Hemianosmie (für Trigeminusreize) hinzu. Die einfache Form der Türk'schen Hemianästhesie, bei welcher also nur Functionen von hinteren Wurzeln ausgeschaltet sind, findet sich bei Läsionen des hinteren Theiles der inneren Kapsel und des angrenzenden Fusses vom Stabkranz; so lautet die heutige officielle Lesart. Diese Gegend bildet einen Theil des Carrefour sensitif CHARCOT's.

Wichtig ist nun die weitere klinische Thatsache, dass von keinem enger begrenzten Rindengebiet her so regelmässig, so andauernd und so intensiv Hemianästhesie der hinteren Wurzeln, der Körpergefühle eintritt, wie von besagtem Theil der inneren Kapsel aus.

Die Entwickelungsgeschichte bezw. Anatomie des Neugeborenen liefert hierzu in überraschender Weise den Schlüssel. Die innere Kapsel in ihrem hinteren Drittel ist dasjenige Gebiet der Grosshirnlappen, welches zuerst beim Fötus markhaltige Fasern erkennen lässt. Der Verlauf der an der TÜRK'schen Hemianästhesie betheiligten Faserzüge der inneren Kapsel im Grosshirnmark, ihre Ursprünge und ihr Ausbreitungsgebiet in der Grosshirnrinde lassen sich demgemäss am Fötus bezw. Neugeborenen wunderbar klar erkennen. Diese Leitungen zeigen entwickelungsgeschichtlich deutlich eine Dreigliederung, sodass ich drei sensible Fasersysteme der inneren Kapsel unterscheide; zur schärferen Markirung wähle ich zunächst einfach Ziffern: Nr. 1. Nr. 2. Nr. 3 (vergl. Figg. 1—3 S. 18—23).

a) Das sensible System Nr. 1.

Es erhält zuerst Mark, d. h. von Anfang des neunten Fötalmonats an und nimmt in der oberen Hälfte der inneren Kapsel das unmittelbar hinter der Pyramidenbahn gelegene Areal fast vollständig ein. Die Fasern desselben gehen überwiegend aus den basalen Abschnitten des lateralen[8] Sehhügelkerns sowie dem schalenförmigen Körper (FLECHSIG, v. TSCHISCH — ventrale Kerngruppen v. MONAKOW's) hervor, zum Theil (Fig. 3 1'') direct aus der Hauptschleife (incl. „Brücken-Schleife") und gelangen ausschliesslich in die Rinde der Centralwindungen, welch' letztere also von allen Rindenbezirken zuerst mit der Körperperipherie in leitende Verbindung treten. Sie bilden ein flaches Faserblatt, dessen Querschnitt im Mark des Scheitellappens eine von vorn nach hinten verlaufende Linie darstellt (1 1' 1'' Fig. 1—3 S. 18—23).

Ein recht unbedeutender Theil verläuft entsprechend der hinteren Kante des Linsenkerns in der äusseren Kapsel und im hintersten Abschnitt der Lamina medullaris externa des Linsenkern selbst. Ein kleines Bündel gelangt scheinbar in den unteren Theil der Sehstrahlung (1×); ob dieser Abzweiger des Systems Nr. 1 bis zur Sehsphäre (vergl. Tafel) verläuft, vermochte ich nicht mit Sicherheit festzustellen; jedenfalls finden sich auf der fraglichen Entwickelungsstufe im Schläfenlappen nirgends markhaltige Fasern, während in der Sehstrahlung einzelne markhaltige Bündel auch noch weit hinten nachweisbar sind, und zwar ausschliesslich in den basalsten Theilen (nach aussen-unten vom Unterhorn). Im Sehhügel lassen sie sich etwa bis zur Gegend des hintersten Abschnittes des lateralen Kerns (*LK*× Fig. 1 S. 18 — „hinterer" Kern v. MONAKOW's) verfolgen.

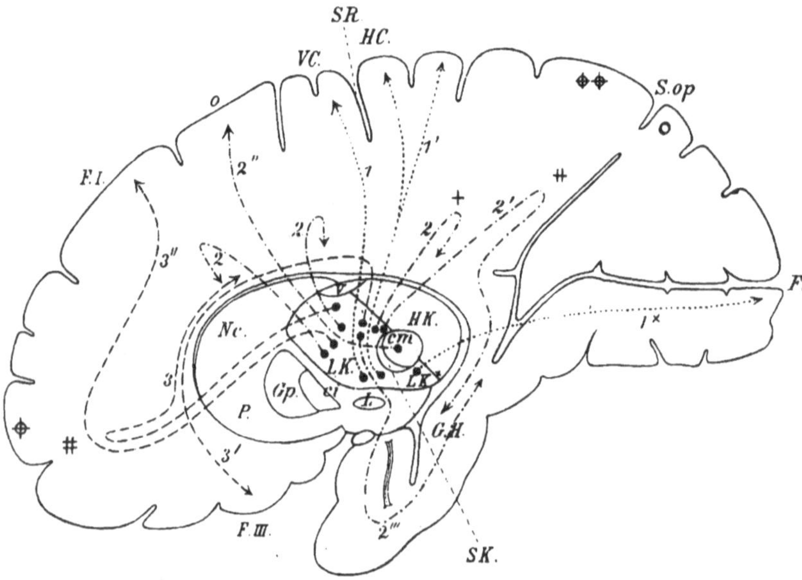

Fig. 1. Sagittalschnitt durch das menschliche Gehirn.

Es sind nur die Fasersysteme des Thalamus opticus dargestellt, welche corticopetal leiten — die corticofugalen Leitungen der dorso-medialen Kerngruppe des Sehhügels, die motorischen Bahnen der Grosshirnrinde etc. fehlen vollständig. — Die Anordnung der Punkte im ventro-lateralen Sehhügelbezirk ist schematisch.

Erklärung zu Fig. 1.

Gp	Globus pallidus	des Linsenkerns.	
P	Putamen		
Ac	Nucleus caudatus.		
LK	Lateraler Kern	ventro-laterale Kerngruppe des	Sehhügels.
SK	Schalenförmiger Körper		
cm	centre médian		
HK	innerer Kern und Pulvinar	dorso-mediale Kerngruppe des	
v	vorderer Kern		
ci	innere Kapsel.		
L	Luys'scher Körper.		
FI	1. Stirnwindung.		
FIII	3. Stirnwindung.		
GH	Gyrus hippocampi.		
VC	vordere	Centralwindung.	
HC	hintere		
SR	Centralfurche.		
S.op	Sulcus occipito-perpendicularis.		
Fi.ca	Fissura calcarina.		

Auf Figg. 1—3 bezeichnet:

1, *1'*, *1×*, *1'''*		das sensible System Nr. 1.
2, *2'*, *2''*, *2'''*	—·—·—·—	das sensible System Nr. 2.
3, *3'*, *3''*	— — — — —	das sensible System Nr. 3.

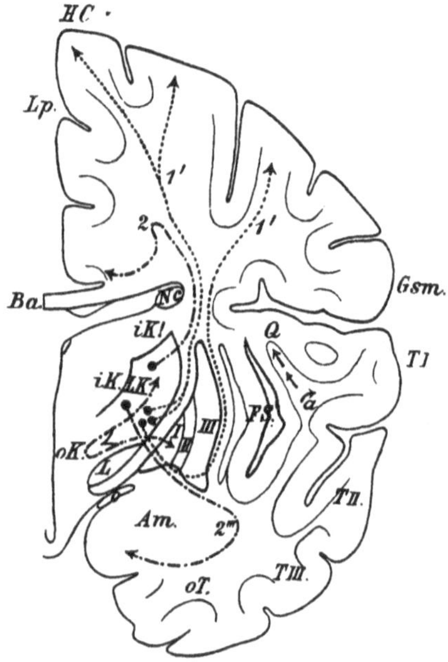

Fig. 2. Frontalschnitt durch das menschliche Gehirn.

Erklärung zu Fig. 2.

I, II, III. Erstes, zweites, drittes Glied des Linsenkerns.

LK	lateraler Kern	des Sehhügels.
iK, *iK!*	innerer Kern	

Nc Nucleus caudatus.

L Luys'scher Körper.

oK oberer Kleinhirnstiel (Endtheilung).

o Tractus opticus.

Am Amgydala, Mandelkern.

FS Fossa Sylvii.

HC hintere Centralwindung.

Gsm Gyrus supramarginalis.

TI	1.	Schläfenwindung.
TII	2.	
TIII	3.	

Q vordere Querwindung des Schläfenlappens.

oT Gyrus occipito-temporalis.

Lp Lobulus paracentralis.

Ba Balkenkörper.

a Hörleitung (Cochlearis).

Erklärung zu Fig. 3.

I, II, III Erstes, zweites, drittes Glied des Linsenkerns.
Nc Nucleus caudatus.
LK lateraler Kern, *iK* innerer Kern, *cm* centre médian, *P* Pulvinar — des Sehhügels.
M MEYNERT'sches Bündel (Querschnitt).
hC hintere Commissur.
Z Zirbeldrüse.
P' Pyramidenbahn, *A* ARNOLD'sche Bündel, *T* sensible Region — innere Kapsel.
a Hörleitung.
SG Sehstrahlung GRATIOLET's (i. w. S.)
α corticofugale Bahnen derselben.
β corticopetale = Stabkranz des äusseren Kniehöckers.
Q vordere Querwindung in 1. Schläfenwindung übergehend.
Gs Gyrus subangularis.
FI 1., *FIII* 3. — Stirnwindung.
Gf Gyrus fornicatus.
SC Subiculum cornu Ammonis.
H Hinterhorn des Seitenventrikels.
Op Operculum.
Pm (punktirt) Querschnitt des grossen Associationssystems zwischen Körperfühlssphäre (Centralwindungen) und hinterem grossen Associationscentrum, vergl. Text S. 66 flg.
J Jnsula Reilii (Rinde).

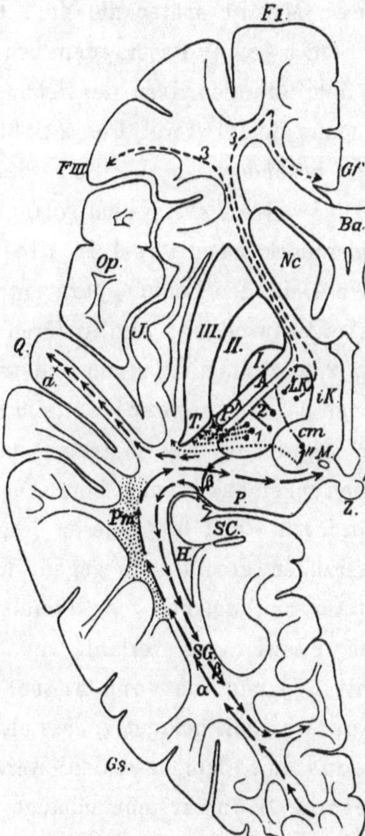

Fig. 3. Horizontalschnitt durch das menschliche Gehirn.

←— Hörleitung.

-·-·→ } Sehstrahlung.
← }

b) System Nr. 2.

Etwa einen Monat später als Nr. 1 tritt in der inneren Kapsel ein zweites Fasersystem hervor, welches gleichfalls aus dem lateralen Kern des Sehhügels herauswächst, aber mehr dorsal (vergl. Fig. 2 S. 20) als Nr. 1 welch' letzteres besonders an der Basis des Sehhügels austritt. Dieses zweite Fasersystem gelangt nach oben in das Grosshirnmark zum Theil in dieselben Regionen wie Nr. 1, in den Lobulus paracentralis und in den Fuss der 1. Stirnwindung; zum anderen Theil biegt es spitzwinklig (2, 2, 2) nach innen um und tritt mit fast der ganzen Länge des Gyrus fornicatus in Verbindung. Die hintersten Bündel (2' Fig. 1) treten ins Cingulum ein und verlaufen gegen das Ammonshorn. Diesen aus dem oberen und vorderen Rand der inneren Kapsel hervorgehenden Faserzügen gesellt sich gegen die Zeit der Reife ein weiterer bei, welcher vom lateralen Kern des Sehhügels aus basalwärts verläuft, in die Hakenwindung eintritt (2''') und von vorn unten[9] her in das Subiculum cornu Ammonis gelangt, sodass also der ganze Lobus limbicus mit dem lateralen Kern des Sehhügels (in meinem Sinn) zusammenhängt. — Die zum Fuss der 1. (bezw. 2.?) Stirnwindung gelangenden Bündel scheinen aus dem *centre médian*[10] (Luys) des Sehhügels hervorzugehen.

c) System Nr. 3.

Ein bis mehrere Monate nach der Geburt wird ein drittes Fasersystem der inneren Kapsel markhaltig, welches mit dem lateralen Sehhügelkern in Verbindung steht. Es tritt etwa im mittleren Theil der Kapsel aus dem vorderen Abschnitt des lateralen Kerns aus und verläuft theils direct zum Fuss der dritten Stirnwindung, theils beschreibt es vielfache scharf gekrümmte Curven (vergl. Fig. 1 S. 18 *3, 3''*), um zu der Rinde zu gelangen. Bündel letzterer Art laufen von der Gegend der Pyramidenbahn nach vorn im Fasciculus subcallosus und steigen am vorderen Rand des Streifenhügels zur dritten Stirnwindung herab (*3'*); eine zweite Gruppe läuft durch den vorderen Schenkel der inneren Kapsel ins Stirnhirn fast bis zum Pol und biegt hier spitzwinklig um, sodass die Fasern einestheils zum mittleren Theil des Gyrus fornicatus (*3*),[11] anderentheils zur vorderen Hälfte der ersten Stirnwindung (*3''*) gelangen, einzelne auch zum Fuss der zweiten Stirnwindung.

Untersucht man nun die Beziehungen des seitlichen Sehhügelkerns zu tieferen Theilen der Centralorgane bezw. zur Körperperipherie, so ergiebt sich, dass in denselben von unten her alle die Leitungen eintreten, in welchen man die Fortsetzung der hinteren Wurzeln zu suchen hat — nämlich Haupttheil der Schleifenschicht (vergl. Tafel Fig. 2 *l*), obere Kleinhirnstiele (vergl. Tafel Fig. 2 *B*, Hinter- und Seitenstränge etc.) und Längsbündel der Formatio reticularis (vergl. Tafel Fig. 2 *r*).[12] Die Schleifenschicht tritt in den ventralen und hinteren Abschnitt des lateralen Kerns (besonders die hintere Hälfte der ventralen Kerngruppe v. Monakow's) ein; die basalsten Bündel gehen direct in die innere Kapsel über.

Der laterale Kern des Sehhügels in meinem Sinn ist also ein Knotenpunkt in der Bahn der hinteren Wurzeln zur Grosshirnrinde; hier liegt, wie mir scheint, alles beisammen, was von denselben rindenwärts zieht (auch die nicht hier endenden Leitungen) — was übrig bleibt, vertheilt sich auf das Gebiet, welches ich mit Herrn v. Tschisch als schalenförmigen Körper bezeichnet habe und das *centre médian* von Luys. Der Rest des Sehhügels hat mit den sensiblen Leitungen der hinteren Wurzeln nichts zu thun, weshalb es sich empfiehlt alle zu den letzteren in Beziehung stehenden Kerne unter der gemeinschaftlichen Bezeichnung „ventro-laterale" Kerngruppe des Thalamus zusammenzufassen und so von den übrigen Gebieten zu unterscheiden.

Diese entwickelungsgeschichtlich gewonnenen Aufschlüsse werden durchaus bestätigt von der pathologischen Anatomie.

Ich habe mit Herrn Hösel[13] einen Fall beschrieben, wo eine ca. 50 Jahre bestehende Erweichung beider Centralwindungen (besonders der hinteren, welche complet geschwunden war) secundäre Degeneration der oberen Kleinhirnstiele, Schleifenschicht[14] und Formatio reticularis herbeigeführt hatte. Neben dem schalenförmigen Körper zeigte auch der laterale Kern des Sehhügels —

und zwar bemerkenswerther Weise genau an den Stellen, wo das foetale System Nr. 1 entspringt — Degenerationsschwund sämmtlicher Ganglienzellen, sodass thatsächlich Pathologie und Entwickelungsgeschichte völlig übereinstimmende Resultate liefern, dahin gehend, dass die Centralwindungen zum Theil direct, in der Hauptsache indirect mit den sensiblen Kernen der Hinter- und Seitenstränge des Rückenmarkes zusammenhängen.

Vergleicht man mit den anatomischen Befunden die klinischen Beobachtungen, so ergeben sich wenigstens theilweise befriedigende Uebereinstimmungen.

Zerstörung der Centralwindungen ist bekanntlich häufig von Verlust der kinästhetischen Organ-Empfindungen begleitet, sodass insbesondere die Lage- und die Bewegungsvorstellungen für die Extremitäten und die Mundgegend hinwegfallen oder defect werden. Von den Hautempfindungen leidet dabei, besonders bei kleinen Herden nur die Empfindung für leichtere Berührungen und die genaue Localisation derselben regelmässiger. Eine Folge davon ist z. B. bei Verletzung des Armgebietes (Mitte der Centralwindungen) Unfähigkeit, durch Tasten die Form äusserer Objecte zu erkennen.

Durch Verletzung der dritten Stirnwindung[15] leidet nach einer landläufigen Ueberzeugung (Wernicke) die Fähigkeit sich die Bewegungen vorzustellen, schärfer ausgedrückt wohl auch die Fähigkeit, die Lage der Organe zu fühlen, welche an der Sprache betheiligt sind. Die oben beschriebene Leitung Nr. 3 zur dritten Stirnwindung (und vielleicht auch zur ersten Stirnwindung) ist demgemäss nicht in Bezug auf die Empfindungsqualität, sondern in Bezug auf die zugehörige Körperregion von den sensiblen Bahnen der Centralwindungen unterschieden. Das Neugeborene macht (zum Zwecke der Selbsterhaltung) weitaus früher geordneten Gebrauch von seinen Extremitäten, den Lippen und der Zunge, als es Rumpf- und Sprachmuskeln coordinirt bewegt; und es entspricht wohl nur einfach dieser Erfahrungsthatsache, dass die sensiblen (und motorischen) Bahnen der Extremitäten sich eher entwickeln, als die für den Rumpf und die speciellen Sprachorgane bestimmten.

Was die Systeme Nr. 2 anlangt, so hat man auch für die Endstationen einzelner derselben Beziehungen zum „Muskelsinn" angenommen. Ganz besonders gilt dies für den Gyrus hippocampi; doch ergiebt ein genaueres Studium dieser Fälle, dass niemals ausschliesslich der Gyrus hippocampi erkrankt war, dass vielmehr daneben auch die innere Kapsel bezw. Sehhügel Läsionen zeigten. Bereits Couty, ein trefflicher Beobachter, hat aber darauf hingewiesen, dass bei Läsionen der tieferen Theile der inneren Kapsel (in welche System Nr. 1 eintritt) Störungen speciell der kinästhetischen Empfindungen beobachtet werden.

Reine Fälle von Erkrankung des gesammten Gyrus limbicus liegen leider nicht vor. In dem am chesten hierher zu rechnenden Fall SAVILLE[16] bestand totaler Verlust der Sensibilität auf der gekreuzten Seite — doch nur transitorisch. Wir sind somit mangels geeigneter klinischer Beobachtungen darauf angewiesen, das Thierexperiment herbeizuziehen, sofern wir uns irgend eine positive Vorstellung über die Functionen des Gyrus limbicus machen wollen. Hier ist es zweifellos von grossem Interesse, dass nach der übereinstimmenden Ansicht von FERRIER, HORSLEY und SCHÄFER Zerstörung des Gyrus limbicus (Gyrus fornicatus und hippocampi) beim Affen von deutlicher und persistenter Anästhesie für tactile und Schmerzreize gefolgt ist. Sonach würde der Gyrus limbicus Endstationen von Leitungen für Tast-Temperatureindrücke und Organempfindungen (Gemeingefühle) enthalten — nicht für sämmtliche Leitungen dieser Art, aber doch für einen beträchtlichen Theil (diejenigen, welche nicht in den Central- und Stirnwindungen enden).

Es ist sonach ein ungemein ausgebreitetes Rindengebiet[17], welches zu den in der inneren Kapsel dicht neben einander verlaufenden sensiblen Leitungen in Beziehung steht.

Es empfiehlt sich für die gesammten Rindenfelder der hinteren Wurzeln eine gemeinschaftliche Bezeichnung zu wählen, und dürfte hier der von MUNK zuerst angewandte Ausdruck „Körperfühlsphäre“ durchaus zweckmässig sein, zumal auch die Sprache von genialer Intuition geleitet, die von den hinteren Wurzeln vermittelten Sensationen sämmtlich als „Gefühle“ von den „Empfindungen“ der „höheren“ Sinne trennt. Die Körperfühlsphäre stellt zweifellos eine Summe verschiedenartiger sensibler Centren dar, unter welchen die Tastsphäre von besonderer Bedeutung erscheint. Doch nimmt auch sie keineswegs für sich nur ein besonderes Feld in Anspruch, da auch das Tasten das Zusammenwirken verschiedener Empfindungsqualitäten voraussetzt.

Die Körperfühlsphäre ist nun keineswegs nur mit sensiblen Leitungen verknüpft; vielmehr gehen aus ihr auch ungemein zahlreiche motorische Bahnen bezw. Bahnen hervor, welche in centrifugaler Richtung leiten. Dieselben gliedern sich in zwei grosse Gruppen, insofern ein Theil durch den Hirnschenkelfuss aus dem Grosshirn austritt, ein anderer durch den Sehhügel und die Hirnschenkelhaube mit niederen Centren in Verbindung steht.

Was die zur Körperfühlsphäre gehörigen Bahnen des Grosshirnschenkelfusses anlangt, so bilden sie ca. $^4/_5$ des Gesammtquerschnittes, zählen somit Millionen von Fasern. Sie zeigen entwickelungsgeschichtlich eine ähnliche Gliederung wie die sensiblen Systeme der inneren Kapsel. Dem System Nr. 1 entspricht dem Rindenursprung nach durchaus die „Pyramidenbahn“, welche alle am feineren Tasten betheiligten Muskeln innervirt, als einzige direct von der Rinde zu den Ursprungszellen motorischer Nerven von Oblongata und Rückenmark ziehende Bahn (vergl. Tafel Fig. 2 *p*).[18]

Dem System Nr. 3 entspricht meine frontale Grosshirnrinden-Brückenbahn, welche im grossen Brückenganglion — wenigstens grösstentheils — endet. (MEYNERT's ARNOLD'sche Bündel, das innere Drittel des Fusses bildend — vergl. Tafel Fig. 2 *6*).

Ob im Fuss auch für das System Nr. 2 ein motorisches Correlat gegeben ist, vermag ich vorläufig nicht mit Sicherheit anzugeben; die Möglichkeit ist anatomisch wie entwickelungsgeschichtlich nicht von der Hand zu weisen.

Die Bahnen, welche von der Körperfühlsphäre zum Sehhügel leiten,[19] treten hier der Mehrzahl nach in die Gebiete ein, welche nicht zu sicher festgestellten Bahnen der hinteren Wurzeln in Beziehung stehen. Es sind dies nach der älteren Nomenclatur der vordere, der innere Kern und das Pulvinar. Ich habe mit VON TSCHISCH alle diese Theile unter der Bezeichnung „Hauptkern" zusammengefasst, finde aber die Bezeichnung „dorso"-mediale Kerngruppe zweckmässiger. Die dorso-mediale Kerngruppe umfasst den ganzen Sehhügel mit Ausnahme des lateralen Kerns, des schalenförmigen Körpers und des *centre médian* (LUYS), also jener Gebilde, welche ich oben als ventro-laterale Kerngruppe zusammengefasst habe. Wenn es sich nun auch keineswegs stricte nachweisen lässt, so gilt es doch zweifellos *a potiori*, dass in die ventrolaterale Kerngruppe (soweit Stabkranzfasern in Betracht kommen!) im Wesentlichen corticopetale, in die dorso-mediale Gruppe corticofugale Leitungen eintreten. Nur ist dabei zu betonen, dass sich in der dorsalen und vorderen Sehhügelregion beide Kerngruppen über einander schieben. In der dorso-medialen Kerngruppe steht nun wiederum jede besondere Abtheilung mit einem besonderen Rindengebiet in Verbindung: der vordere Kern vorwiegend mit dem Lobus limbicus (mit dem Ammonshorn speciell durch Fornix, corpus mammillare und Vicq d'Azyr'sches Bündel), der innere Kern in seinem dorsalen äusseren Theil (lateraler Kern von Monakow) mit den Centralwindungen, im inneren Theil mit dem Fuss sämmtlicher Stirnwindungen (und dem Streifenhügel). Das Pulvinar hat mit der Körperfühlsphäre nichts zu thun; es steht ausschliesslich mit der Sehsphäre in Zusammenhang und vielleicht (!) in seiner vorderen Grenzzone auch mit der Hörsphäre — worüber in der Folge mehr.

Die Bedeutung dieser anatomischen Thatsachen wird sich erst dann klar beurtheilen lassen, wenn es gelungen sein wird, für die dorso-mediale Kerngruppe des Sehhügels auch alle peripheren Verbindungen mit Sicherheit nachzuweisen. Gerade hier tappen wir aber noch vielfach im Dunkeln.[20]

Die Frage nach den corticofugalen Leitungen der Körperfühlsphäre ist von um so grösserer Bedeutung, als innerhalb dieser Sphäre die „motorischen" Regionen liegen, deren Kenntniss wir den epochemachenden Experimenten der Herren Fritsch und

Hitzig verdanken. Nach den Versuchen der Herren Horsley und Beevor an der Hirnrinde und Capsula interna des Orang-Utang zweifle ich nicht, dass hier (vielleicht nicht bei den niederen Säugethier-Ordnungen) lediglich die Bahnen elektrisch erregbar sind, welche im Grosshirnschenkelfuss verlaufen — die Bahnen für die eigentlichen Willkürbewegungen.

Die Körperfühlsphäre hat aber ausserdem, nach klinischen Erfahrungen zu schliessen, auch nahe Beziehungen zur Athmungsmuskulatur (einschliesslich der Bauchmuskeln) und zum Circulationsapparat (zur Pulsfrequenz und Gefässweite und hierdurch zur Körpertemperatur). Vermuthlich sind in den corticopetalen Bahnen der Körperfühlsphäre demgemäss auch Leitungen enthalten, welche die Organ-Empfindunger jener Körpertheile vermitteln, sodass neben Durst und Wollust etc. auch Geschehnisse im Respirations- und Circulations-Mechanismus, die Contractionszustände aller willkürlich beeinflussbaren Muskeln u. a. m. durch Vermittelung der Körperfühlsphäre zu Bewusstsein kommen.

Hierdurch aber wird es in hohem Grade wahrscheinlich gemacht, dass der Körperfühlsphäre auch am Bewusstwerden der die Affecte begleitenden (bezw. constituirenden) körperlichen Vorgänge (der Verminderung und Steigerung der Muskel-Innervation etc.), ein wichtiger Antheil zufällt, dass die Körperfühlsphäre insofern das Centralorgan[21] der psychischen Spiegelung affectiver Körperzustände bildet und die entsprechende

Componente zu den Gemüthsbewegungen stellt — ein für die Psychiatrie unendlich wichtiger Gesichtspunkt, auf welchen ich aber Mangels an Zeit hier nicht weiter einzugehen vermag.

2. Riechnerv.

Die centralen Leitungen des Riechnerven entwickeln sich nach dem System Nr. 1 der hinteren Wurzeln. Nach Herrn EDINGER tritt in der Wirbelthierreihe die Riechsphäre zuerst auf; ist dies richtig, so besteht zwischen der Ontogenie des Menschen und der Phylogenie kein Parallelismus. Die Reihenfolge der Entwickelung der corticalen Sinnessphären des Menschen zeigt einen besonderen Typus; es beginnt beim Menschen der am Tasten so wesentlich betheiligte und so vollkommen ausgebildete „Muskelsinn", nicht der relativ bedeutungslos gewordene Geruchsinn. — Zur Zeit, wo die Nervenfasern des Tractus olfactorius Markscheiden erhalten haben (gegen Ende des 9. Monats), sind in ihrem ganzen Ausbreitungsgebiet andersartige Fasersysteme nicht markhaltig, so dass es leicht gelingt, die corticalen Endstationen des Riechstreifens (soweit nicht etwa später noch weitere Faserzüge hinzukommen) scharf zu umgrenzen. Hierbei ergiebt sich, dass eine frontale und eine temporale Riechsphäre zu unterscheiden sind. Erstere umfasst den gesammten hinteren Rand der Basis des Stirnlappens und den basalen Theil des Gyrus fornicatus; letztere den Uncus und einen Theil des benachbarten „inneren" Pols des Schläfenlappens. Beide Sphären hängen am Grund der Insel zusammen. Von der frontalen Riechsphäre gelangen Leitungen, welche sich sehr frühzeitig entwickeln, durch die Stria tecta in den mittleren Abschnitt des Gyrus fornicatus, spätere (Forel's Fornix longus vergl. Tafel Fig. 2 *F.l.*) in das Septum pellucidum, welch' letztere, den Balken durchsetzend, als Bestandtheil des Cingulum von hinten-oben her in das Ammonshorn (Alveus) eintreten (Fig. 3 *SC* im Querschnitt). Die Stria medialis Lancisi nimmt einen ähnlichen Verlauf.

Von der temporalen Riechsphäre aus zieht ein besonders früh sich mit Mark umhüllendes Associationssystem von vorn-unten her (vergl. Tafel Fig. 2) in das Ammonshorn (gleichfalls in den Alveus). Sonach hat das Ammonshorn nahe Beziehungen zu allen Theilen der Riechsphäre, und es liesse sich daran denken, dass es an der Vermittelung von Geruchsempfindungen wesentlich betheiligt ist. Hiergegen spricht nicht, dass auch die hinteren Wurzeln Leitungen zum Ammonshorn entsenden, da bekanntlich der Trigeminus am Riechen wesentlichen Antheil hat und auch der Geschmack mit dem Geruch innig associirt ist. Immerhin muss die Möglichkeit im Auge behalten werden, dass insbesondere dem Subiculum cornu Ammonis, welches, wenigstens zum Theil, nicht direct mit der Riechsphäre, wohl aber mit dem lateralen Sehhügelkern (s. o.) zusammenhängt, eine andersartige Function zukommt. — Sowohl von der frontalen als temporalen

3*

Riechsphäre gehen weitere Bahnen aus (zum Globus pallidus des Linsenkerns und zum Thalamus), welche vermuthlich corticofugale Reflexbahnen darstellen. Beziehungen zum Hirnschenkelfuss konnte ich nicht sicher nachweisen.

Ueber die Lage der Schmecksphäre vermag ich auf Grund anatomischer Untersuchungen sichere Angaben nicht zu machen. Sie ist wohl zweifellos im Bereich oder am Rand der Körperfühlsphäre oder Riechsphäre zu suchen.[12]

3. Sehnerv.

Der Sehnerv entwickelt sich beim Menschen nach dem Riechnerv; er lässt noch Mitte des 10. Monats Mark nur nach einer gewissen extrauterinen Lebensdauer erkennen, sodass also jüngere Früchte mit marklosem Sehnerv auf die Welt kommen. Untersucht man nun den Verlauf des Tractus bei reifen Neugeborenen, so lassen sich direct Fasern zum äusseren Kniehöcker und von da aus zum vorderen Vierhügel verfolgen. Dass aus dem Nervus opticus ein Bündel in den Thalamus opticus eintritt und hier endet — davon habe ich mich beim Menschen nicht sicher überzeugen können. Wohl aber tritt aus dem äusseren Kniehöcker ein mächtiges Bündel zunächst in das Pulvinar des Sehhügels ein, welches zum Theil eine directe Fortsetzung des Tractus opticus vortäuscht, offenbar aber aus den Zellen des Kniehöckers hervorgeht, also eine indirecte

Fortsetzung des Sehnerven darstellt; ich will es „Sehstrahlung im engeren Sinne" oder Stabkranz des äusseren Kniehöckers nennen. Auch dieses Bündel endet aber nicht, selbst nicht zu einem kleinen Theil im Sehhügel, sondern es geht in die Sehstrahlung GRATIOLET's über und gelangt durch diese zur Rinde der Fissura calcarina, insbesondere zu dem durch den VICQ D'AZYR'schen Streifen schon makroskopisch ausgezeichneten Theil des Cortex. Man kann dies bei Neugeborenen sehr leicht nachweisen, da hier die Sehstrahlung im engeren Sinne völlig isolirt als markhaltiger Strang im Hinterhauptslappen verläuft. Ich halte es sonach für unerwiesen, dass beim Menschen der Sehhügel ein Internodium auf der Bahn der Sehnerven zur corticalen Sehsphäre bildet.

Auch die Sehstrahlung im weiteren Sinne d. h. im Sinne GRATIOLET's und der Neueren ist keineswegs in allen Theilen einfach nur Sehleitung; übertrifft sie doch an Querschnitt den Tractus opticus um mehr als das Fünffache, dient also auch anderen Functionen. Bereits erwähnt wurde, dass ein noch vor der Sehleitung erscheinendes Bündel von der (hinteren) lateralen Kerngruppe des Sehhügels her sich der Sehstrahlung (?) beigesellt. Dazu kommen an Masse weit überwiegend nach der Sehleitung entstehende Faserbündel, welche zum Pulvinar in Beziehung stehen, aber wie ich annehme, in der Hauptsache nicht corticopetal, sondern corticofugal leiten. Sie nehmen in der Sehstrahlung nirgends einen Abschnitt für sich ein, sondern sind überall gemischt mit Fasern, welche aus dem äusseren Kniehöcker bez. vorderen Vierhügel hervorgehen. Ihr Ursprungsgebiet in der Rinde umfasst auch den gesammten Cuneus und den Lobulus lingualis[22] bis zur basalen Fläche des Hinterhauptes-Schläfenlappens (vergl. Tafel Fig. 1. 2).

Ich bezeichne nun den gesammten Rindenbezirk, zu welchem die „Sehstrahlung im weiteren Sinn" in Beziehung tritt, als „Sehsphäre". Er umfasst die gesammte Innenfläche des Hinterhauptslappens, an der Convexität nur eine schmale Zone im Bereich der ersten Occipitalwindung und des Polus occipitalis, nicht aber die äusseren Occipitalwindungen bezw. den Gyrus angularis. In jenem Bezirk ist die Sehsphäre sensu strictiori enthalten; sie geht nicht darüber hinaus, aber fraglich bleibt, ob wirklich alle einzelnen Stücke dieses Bezirks an den Gesichtsempfindungen betheiligt sind.

Diese lediglich auf die Ergebnisse der entwickelungsgeschichtlichen Untersuchung sich gründenden Anschauungen werden glänzend bestätigt durch das Studium der secundären Degenerationen, sofern dieselben kritisch verwerthet werden.[23] Bei Erweichung, welche ausschliesslich das Gebiet der Fissura calcarina betrifft, degenerirt das Mark des Hinterhauptslappens und des Sehhügels an allen den Stellen, wo beim jungen Kind die Sehstrahlung im engeren Sinn deutlich hervortritt, bis zum vorderen Vierhügel. Der äussere Kniehöcker kann hierbei in allen seinen Theilen entartet gefunden werden — woraus folgt, dass die ausserhalb der Fissura calcarina gelegenen Gebiete der Sehsphäre nur beschränkten Antheil an den eigentlichen Sehleitungen haben können. Das Pulvinar zeigt auch ausserhalb der Sehstrahlung im engeren Sinne eine partielle Degeneration; es entartet in um so grösserer Ausdehnung, je mehr von dem ausserhalb der Fissura calcarina gelegenen Theil der Sehsphäre mit zerstört wird.

Indem der obere Theil der Sehstrahlung im weiteren Sinne, welcher aus der Rinde des Cuneus und der ersten Occipitalwindung hervorgeht, durch das Mark des Scheitellappens unweit dem Gyrus angularis zum Sehhügel bezw. zur inneren Kapsel verläuft, haben Herde im Scheitellappen, insbesondere solche, welche unter dem Gyrus angularis gelegen sind, leicht eine secundäre Degeneration des oberen Theiles der Sehstrahlung zur Folge, eine Thatsache, welche zu mannigfachen Trugschlüssen über die Zugehörigkeit des Gyrus angularis zur Sehsphäre etc. verleitet hat.[23]

Der Gyrus angularis hat selbst mit der Sehstrahlung im weiteren Sinn nichts zu schaffen; er gehört nicht zur Sehspäre, wie dies insbesondere Vialet[24] auf Grund sorgfältiger Untersuchungen klar ausgesprochen hat. Ja, im Gyrus angularis lassen sich überhaupt nicht corticopetale oder corticofugale Leitungen also „Projectionfasern“ sicher nachweisen. Was als Stabkranz desselben beschrieben wird, sind thatsächlich entweder Theile der „Sehstrahlung“ im weiteren Sinne oder die Bündel, welche entsprechend der Linie 2′ Fig. 1 S. 18 verlaufen oder auch zur Bahn 1′ gehörige Faserzüge.

Und hiermit harmoniren vollständig die Resultate der klinischen Beobachtung: Hemianopsie bezw. überhaupt Anästhesie der Netzhaut tritt von der Hirnrinde aus nur ein bei Zerstörungen an der Innenfläche bezw. am Pol des Hinterhauptslappens — dies hat schon Herr NOTHNAGEL 1887[25] auf Grund einer Anzahl sorgfältiger Beobachtungen Früherer, unter Anderen auch Herrn WILBRAND's, ausgesprochen, und alle neueren Untersuchungen, von denen ich nur die des Herrn HENSCHEN hervorheben will, haben dies bestätigt. Verletzungen des Gyrus angularis haben, sofern die darunter liegende Sehstrahlung nicht gleichzeitig zerstört ist, Gesichtsfelddefecte nicht zur Folge.[26] Somit sind auch die Ansichten FERRIER's über die Lage der Sehsphäre für den Menschen nicht gültig.

4. Hörnerv.

Die Hörleitung, wenigstens der von der Schnecke ausgehende Theil, entwickelt sich in ihrem centralen Abschnitt erst nach der Geburt also zuletzt von allen Sinnesleitungen; sie nimmt insofern die höchste Stelle unter den Sinnesleitungen des Menschen ein, welcher denn auch zweifellos im Hinblick auf musikalische Begabung alle Lebewesen weit übertrifft.

Ich habe mit Herrn v. BECHTEREW nachgewiesen, dass der Schneckennerv durch Vermittelung der lateralen

Schleife und (beim Menschen wenigstens) spärliche Fasern der Formatio reticularis mit dem unteren Vierhügel-Ganglion in Verbindung tritt, während es das Verdienst des Herrn v. Monakow ist, nachgewiesen zu haben, dass der mit dem unteren Vierhügel ausgiebig verbundene innere Kniehöcker mit der Rinde des Schläfenlappens und zwar ausschliesslich dieses Lappens zusammenhängt. Die Leitung von der Schnecke zur Hirnrinde ist also gegenwärtig wohl bekannt.

Die klinische Beobachtung hatte schon vorher darauf hingewiesen, dass es eine besondere umschriebene Gegend des Schläfenlappens ist, welche zu dem Gehör in näherer Beziehung steht. Herrn Wernicke's epochemachende Localisation der „sensorischen Aphasie" ist hier in erster Linie zu nennen; die corticale Form der sensorischen Aphasie (im Sinn der Herren Lichtheim und Wernicke), besser wohl als „perceptive Form der Worttaubheit" zu bezeichnen, ist gesetzmässig an Läsionen der ersten Schläfenwindung in der Regel der linken Seite geknüpft. Herr Naunyn[27] hat die Region näher bestimmt, welche hier in Betracht kommt und etwa das dritte und vierte Fünftel der Windung von vorn her gerechnet als meistbetheiligt hingestellt. Dieses Gebiet ist es nun, welches sowohl durch die Entwickelungsgeschichte als die secundären Degenerationen als Rindensphäre des Nervus cochlearis erwiesen wird.

Insbesondere Herr v. Monakow hat vor kurzem[28] gezeigt, dass gerade bei Zerstörung dieser Gegend der innere Kniehöcker und zwar eventuell über seinen ganzen Querschnitt entartet. Noch schärfer lässt sich aber an etwa zweimonatlichen Kindern Lage und Umfang der Hörsphäre erkennen durch den Umstand, dass die Strahlung (das Stabkranzbündel) des inneren Kniehöckers weit früher als alle anderen Faserzüge des Schläfenlappens Markscheiden erhält. Hierbei ergiebt sich nun, dass es die beiden bisher nur wenig gewürdigten Querwindungen des Schläfenlappens sind, welche die Hörsphäre bilden, vorzüglich die vordere Querwindung (vergl. Tafel Fig. 1).

Beide liegen in der Tiefe der Fossa Sylvii verborgen, hängen aber mit der aussen sichtbaren ersten Schläfenwindung, der Wernicke'schen Windung, insofern innig zusammen als sie gewissermaassen die Wurzeln derselben bilden. Sie schieben sich ein zwischen den hinteren Inselrand und den aussen freiliegenden Theil der ersten Schläfenwindung, und zwar genau in jenem Abschnitt, welchen Herr Naunyn als Zone der sensorischen Aphasie abgegrenzt hat. Zu allen diesen Belegen für die akustische Bedeutung dieser Rindenbezirke kommt schliesslich noch die Thatsache, dass in allen bisher bekannt gewordenen Fällen totaler Taubheit in Folge doppelseitiger Rindenzerstörung beim Menschen stets die Gegend der Querwindungen beiderseits lädirt war, und dass auch Fälle einseitiger Taubheit oder Schwerhörigkeit bei einseitigen Herden auf einer Verletzung dieser Region oder ihres Stabkranzes (z. B. auch durch Tumoren des Scheitellappens) bezw. ihrer zuleitenden Fasern in der inneren Kapsel beruhten.

Auch zur Hörsphäre gehört ein besonderes motorisches Fasersystem. Die äusseren Bündel des Hirnschenkelfusses (Türk'sche Bündel Meynert, temporale Grosshirnrinden-Brückenbahn Flechsig) gehen zweifellos zum guten Theil aus der Hörsphäre bezw. ihrer nächsten Umgebung hervor und verbinden dieselbe mit dem grossen Brückenganglion, insbesondere dessen distalen Abschnitten. Ein kleiner Theil dieser Bündel bleibt aber, wie es scheint, regelmässig intact auch bei Zerstörung der gesammten (?) Hörsphäre. Wo diese[29] Fasern des Hirnschenkelfusses entspringen, vermochte ich noch nicht sicher festzustellen, eine recht fühlbare Lücke in meinen Untersuchungen, da dieselbe verhindert, die corticalen Ursprungsbezirke der gesammten Bahnen des Fusses scharf zu umgrenzen. Bemerken will ich aber, dass der Gyrus angularis auch hier nicht in Betracht kommt, da bei totaler alter Zerstörung desselben wiederholt die fraglichen Bündel eine Degeneration nicht zeigten. Auch zur Grenzregion von Pulvinar und innerem Kern des Thalamus gelangen Fasern der Hörsphäre, so dass hier eine zweite corticofugale Bahn gegeben sein könnte.

Dass dem Nervus vestibularis ein Antheil an der Hörsphäre des Schläfenlappens zukommt, ist nicht erwiesen. Der Nerv der Bogengänge verläuft wie die meisten hinteren Wurzeln der Oblongata, so dass man seine corticale Endstation am ehesten in der Körperfühlsphäre suchen möchte.[12] Ob er zum Thalamus in Beziehung steht, ob ihm ein besonderer „Kern“ in demselben zugehört, ist unbekannt; wohl zweifellos besitzt er reiche Verbindungen mit dem Linsenkern!

5. Nichtlocalisirte Triebgefühle.

Sehen wir von den Localzeichen der Triebe ab, so verbleiben jene dumpfen Sensationen, welche vielfach nur als eine vage allgemeine Unruhe wahrgenommen also zum Theil erst mittelst der secundären Folgezustände einer dunkeln primären Reizung bewusst werden. Es handelt sich hier wohl um directe Erregungen der Centralorgane selbst, insbesondere durch in den Gewebsflüssigkeiten enthaltene Substanzen, wechselnde Weite der Blutgefässe u. dergl. m. Am besten bekannt sind die durch CO_2-Ueberladung des Blutes entstehenden Beklemmungsgefühle, welche theilweise peripher projicirt und somit localisirt werden, zum Theil jeder Localisation unzugänglich sind. Das Gleiche gilt von den „sinnlichen Trieben“ und zahlreichen unter pathologischen Verhältnissen auftretenden Zuständen wie „innere Spannung“, Angst u. dergl. m., welche zu mototorischen Entladungen „drängen“ und so ohne weiteres sich als den Trieben nahe verwandt legitimiren.

Die hierbei in die Erscheinung tretenden Bewegungen gehen, wie bereits oben angedeutet, nicht sämmtlich von der Grosshirnrinde aus, werden vielmehr auch durch niedere Centren ausgelöst, wie die Beobachtung grosshirnloser Missgeburten und von achtmonatlichen Frühgeburten zeigt. Hier ist nun wohl die Thatsache nicht ohne Interesse, dass sich in der Oblongata ganz besonders frühzeitig Gruppen grosser Zellen der Formatio reticularis differenziren, deren Axencylinder-Fortsätze in Fasern der spinalen Vorder-Seitenstränge (Grundbündel) übergehen, und dass diese offenbar centrifugalen Leitungen wohlausgebildete Markscheiden schon zu einer Zeit erkennen lassen, wo die sensiblen Wurzeln der Medulla oblongata Nervenmark noch nicht besitzen. Jene Zellen und Fasern sind also fertig ausgebildet und functionsfähig schon zu einer Zeit, wo die hinteren Wurzeln noch embryonal erscheinen. Hierdurch aber wird es höchst wahrscheinlich, dass für die niederen Hirntheile die „Automatie“ und nicht der Reflex die Primärform der centralen Functionen darstellt. Die sensiblen Nerven wirken nach ihrer Fertigstellung auslösend eventuell regulirend auf Centren ein, welche schon vorher existirten und functionsfähig waren.

In dieser Hinsicht besteht nun ein bemerkenswerther Gegensatz zwischen Grosshirnrinde und verlängertem Mark. Die motorischen Bahnen der corticalen Sinnessphären entstehen ausnahmslos erst nach Fertigstellung der sensiblen; in strenger Gesetzmässigkeit gilt dies für alle zusammengehörigen corticopetalen und corticofugalen Leitungen. In der Grosshirnrinde ist also der Reflex die Primärform der motorischen Bethätigung. Alle Willenshandlungen entstehen aus Rindenreflexen, gründen sich auf psychisch-reflectorische Vorgänge — eine für die Auffassung der „Willensentwickelung“ bedeutsame Thatsache.

Bevor ich nun eine Gesammtübersicht über die Sinnescentren gebe, habe ich mich noch mit einer klinischen Erscheinung abzufinden. Herr Wernicke glaubt bekanntlich im unteren Scheitelläppchen ein motorisches Centrum für conjugirte Bewegungen von Augen und Kopf erblicken zu sollen. Was ist es damit?

Zuzugeben ist, dass bei Verletzung dieser Gegend, insbesondere aber bei tieferen Erweichungsherden hier besonders häufig seitliche Ablenkung von Augen und Kopf beobachtet wird. Dabei zeigen in der Regel die contralateralen Extremitäten und Gesichtsmuskeln Lähmungserscheinungen — seltener Reizungserscheinungen in Form von Krämpfen. Im ersteren Fall „sehen die Augen den Herd an“, im letzteren sehen sie von ihm hinweg; im ersteren Fall sind z. B. bei linksseitigem Herd die Rechtsdreher gelähmt, im zweiten krampfhaft contrahirt.

Herr Wernicke legt nun grosses Gewicht auf die Annahme, dass man es hier mit einem sogenannten directen Herdsymptom von Rindenerkrankung zu thun habe, nicht mit einer Fernewirkung. Trotz seiner scharfsinnigen Beweisführung kann ich mich doch nicht mit seiner Anschauung befreunden; in erster Linie aus anatomischen Gründen. Das betreffende Rindengebiet entbehrt, wie bereits oben bei der Sehsphäre erwähnt wurde, nach den Ergebnissen sowohl der entwickelungsgeschichtlichen, als der TÜRK'schen Methode, der Projectionsfasern; vorsichtiger ausgedrückt: es ist wenigstens sehr arm daran.

Dazu kommt, dass gerade in dieser Gegend zwei Faserzüge verlaufen, welche höchst wahrscheinlich auf die Augenbewegungen Einfluss haben, die Sehstrahlung und die temporale Grosshirnrinden-Brückenbahn der Hörsphäre; sowohl Reizung der Seh- als der Hörsphäre macht beim Thier conjugirte Augenablenkung.

Und endlich lassen sich die Symptome, welche am Kranken beobachtet werden, schwer mit der Annahme eines Centrums vereinigen. Die Ablenkung dauert meist nur wenige Tage; das Centrum wird also schon nach wenigen Tagen entbehrlich, ohne dass ein anderes Gelegenheit findet, sich einzuüben. Auch entstehen dieselben Erscheinungen vom vorderen Rand der Centralwinduugen aus; und äusserst selten treten sie ohne Betheiligung der Extremitäten etc. auf, so dass schon hierdurch das Bestehen einer hemmenden Fernewirkung nahegelegt wird.

Soviel ich sehe, haben sich schon aus diesem Grund nur wenige Autoren Herrn WERNICKE entschieden angeschlossen. Zu dem allen kommt aber, dass im *Mark des unteren Scheitelläppchens* ein mächtiger Faserzug offenbar ein „Associationssystem“ verläuft, welches nach vorn mit der sicher nachgewiesenen motorischen Gegend für Kopf und Augen zusammenhängt — worüber in der Folge noch mehr.

Es sprechen also weit mehr Gründe für die Annahme, dass es sich um ein *indirectes* Herdsymptom handelt.

Hierdurch aber entfällt die Nothwendigkeit im Gyrus angularis ein besonderes *optisch-motorisches* Feld zu suchen.

Es giebt indess *in der Nähe* der fraglichen Region einen Windungs-Abschnitt, welcher entwickelungsgeschichtlich eine gewisse Sonderstellung einnimmt: Das *Verbindungsstück* zwischen zweiter Temporalwindung und zweiter Occipitalwindung; ich will es der Kürze halber *Gyrus subangularis* nennen, da es nach oben an den Gyrus angularis (soweit man einen solchen beim Menschen abgrenzen kann) anstösst. Dieser Rindenbezirk (vergl. Tafel Fig. 1 $\underset{+}{+\,+}$) geht in Bezug auf das Auftreten markhaltiger Bündel der Umgebung voraus. Obwohl einzelne dieser früh markhaltigen Fasern in die Sehstrahlung eintreten, halte ich es doch nicht für erwiesen, dass es sich hier etwa um optische oder optisch-motorische Projectionsbündel handelt; denn dieselben lassen sich *bei einer gewissen Schnittrichtung* meist bis in das Tapetum[30] und in die Balkenfaserung verfolgen; andere gelangen im Tapetum nach vorn in eine Gegend, wo zahlreiche Fasern aus der ersten

Schläfenwindung von vorn her ins Tapetum einstrahlen. Zahlreich sind Faserbündel, welche vom G. subangularis nach rückwärts zur Sehsphäre ziehen, noch reichlicher an Zahl solche, die längs der Aussenfläche der Sehstrahlung aufsteigend zur Gegend der Centralwindungen, besonders der mittleren Abschnitte sich verfolgen lassen. Gerade diese letzteren Fasern passiren die Stellen, deren Verletzung nach WERNICKE conjugirte Augenablenkung zur Folge hat.

Soweit meine Untersuchungen bisher reichen, kann ich im Gyrus subangularis nur ein Rindengebiet erblicken, welches ungemein ausgiebige associative Beziehungen zur Sehsphäre einerseits, zur Körperfühlsphäre andererseits, in geringerer Ausdehnung auch zur Hörsphäre zeigt. Projectionsfasern können nur in geringer Zahl darin vorhanden sein — und hiermit stimmt auch die pathologische Beobachtung überein, insofern bei oberflächlichen Herderkrankungen dieser Gegend der Thalamus, die innere Kapsel etc. secundäre Degenerationen nicht zeigen.[23]

Hiernach ist kaum ein Zweifel möglich daran, dass die Sinnessphären keineswegs die gesammte Hemisphärenoberfläche einnehmen. Sie bilden nur einen Theil der Grosshirnrinde und berühren sich untereinander nirgends direct.

Bevor ich nun die Consequenzen dieser fundamentalen Thatsache ziehe, habe ich zunächst auf den Functionskreis der Sinnescentren näher einzugehen.

II.

In welchem Umfang betheiligen sich die Sinnessphären der Grosshirnrinde an den Erscheinungen des Bewusstseins bezw. den geistigen Vorgängen überhaupt?

Kaum zweifelhaft kann es hier sein, dass alles was den Charakter „sinnlicher Schärfe", der „Sinnenfälligkeit" an sich trägt, auf ihre Rechnung zu setzen ist, ja vermuthlich ausschliesslich auf ihre Rechnung. Man denke sich die Sinnessphären entfernt, und neben dumpfen unbeschreiblichen Gefühlen werden nur noch Erinnerungsbilder das Bewusstsein bilden, d. h. nur ein Traumleben wird noch denkbar sein.

Mit Zerstörung beider Sehsphären schwindet alles was den Charakter von Gesichtsempfindungen an sich trägt; der Kranke sieht absolut nichts mehr — wenn derartige Individuen gelegentlich noch Gesichtsempfindungen zu haben glauben, so erweisen sich dieselben bei näherer Untersuchung als Phantasiegebilde. Kranke mit doppelseitiger Zerstörung der Hörsphäre sind absolut taub — irgend eine functionelle Substitution der zerstörten Theile in Bezug auf diese Sinnesempfindungen tritt nie ein; es vermittelt beim Menschen nur die Sehsphäre Gesichtsempfindungen, nur die Hörsphäre Gehörsempfindungen. Die specifische Energie der einzelnen Sinne kommt erst durch die corticalen Sinnessphären zur Geltung.[31] Sollten die subcorticalen

Sinnescentren überhaupt irgend etwas dem Bewusstsein ähnliches vermitteln, so erhebt sich dies nicht nachweislich über dumpfe unlocalisirbare Organempfindungen. Dies gilt wenigstens der klinischen Erfahrung nach für die höheren Sinne des Menschen!

Bezüglich der Körperfühlsphäre lässt sich allerdings nicht mit Sicherheit in Abrede stellen, dass eine Substitution ihrer psychischen Leistungen, wenigstens eines Theiles ihrer Empfindungsqualitäten durch subcorticale Centren möglich ist. Man könnte hier u. a. auch an Substitution durch den Streifenhügel denken, welcher reiche Abzweigungen von den Bahnen der hinteren Wurzeln erhält.[32] Es würden zur endgültigen Feststellung Fälle von totaler Zerstörung beider Körperfühlsphären mit erhaltener Aeusserungsfähigkeit für innere Zustände nothwendig sein; diese Forderung enthält aber eine *Contradictio in adjecto* — ohne Körperfühlsphäre keine Aeusserung intellectueller Vorgänge. Höchstwahrscheinlich können sich beide Sphären weitgehend vertreten — wie dies ja auch beim Gehör der Fall —, sodass selbst bei totalem Mangel einer Hemisphäre halbseitige Aufhebung der cutanen und der Organ-Empfindungen nicht deutlich ausgeprägt ist. Hiermit stimmen auch einzelne Erfahrungen über weitgehende Vertretungen beider Hemisphären in Bezug auf die Motilität, die wir früher für unmöglich gehalten haben würden[33], durchaus überein.

Ist nach dem früher Bemerkten der „wache“-

Zustand als eine Function der corticalen Sinnessphären aufzufassen, so handelt es sich hier keineswegs nur um rein passive Leistungen; vielmehr giebt sich schon in den reinen Sinneswahrnehmungen, in der Bewusstseinsspiegelung simultaner Eindrücke eine Arbeit, eine Thätigkeit des Gehirns kund, welche wir auf die Sinnessphären zu beziehen haben. Die Verknüpfung einer Mannigfaltigkeit z. B. von Tastreizen zur Wahrnehmung eines umgrenzten in sich zusammenhängenden Ganzen, d. h. die Anschauung einer räumlichen Ordnung der Einzeleindrücke ist in erster Linie als eine Leistung der Tastsphäre anzusehen. Denn mit Erkrankung derselben geht diese Fähigkeit verloren, während die Zerstörung anderer Theile der Rinde sie nicht nothwendigerweise beeinträchtigt. Werden z. B. die linken Centralwindungen etwa in der Mitte auch nur partiell zerstört, so verliert der Kranke die Fähigkeit, die Form eines beliebigen Gegenstandes lediglich mit Hülfe der rechten Hand richtig zu erkennen und so den Gegenstand richtig zu bezeichnen, auch wenn er zahlreiche Einzeleindrücke von dem Object erhält.

Herr Wernicke, welchem das grosse Verdienst zukommt, auch diese Erscheinung analysirt und localisirt zu haben[34], ist allerdings zu einer anderen Auffassung ihrer Wesenheit gelangt. Er führt die fragliche Störung in erster Linie zurück auf einen Defect des Erinnerungsvermögens. Erkennt hierbei der Kranke einen Apfel, einen Kamm u. dgl. Objecte nicht als solche, so soll ihm das „tactile“ Erinnerungsbild des Apfels, des Kamms verloren gegangen und es ihm deshalb unmöglich sein, das Object, welches er in der Hand hält, wiederzuerkennen, zu „identificiren“. Herr Wernicke weist zum Beleg dafür darauf hin, dass in den fraglichen Fällen die sensiblen Componenten des Tastsinns bei Prüfung im Einzelnen keineswegs immer hochgradige Störungen zeigen, dass also eine Anomalie des Wahrnehmungsvorganges nicht die wesentlichste Grundlage der Taststörung abgeben könne. Man finde bei Erkrankung peripherer Nerven viel stärkere Anästhesien des Muskelsinns, des Tastsinns etc. ohne Aufhebung des stereognostischen Erkennens. Ich möchte dem gegenüber auf zweierlei hinweisen.

Einmal können wir nicht alle an diesem Erkennen betheiligten Factoren mittelst unserer gebräuchlichen Untersuchungsmethoden feststellen; höchst wahrscheinlich spielen dabei auch unbewusste Elemente eine wie mir scheint nicht unwichtige Rolle.

Noch triftiger als dieser immerhin theoretische Einwand erscheint mir folgender. Kranke mit der Wernicke'schen Taststörung können Objecte mittelst der Hand nicht nur nicht als Ganzes erkennen; sie können sie auch nicht im Einzelnen richtig beschreiben; ihre Beschreibung zeigt grosse Lücken in der Wahrnehmung, viel grössere als man sie nach den Ergebnissen der Prüfung der Sinnesqualitäten im Einzelnen vermuthen sollte. Da man nun unter normalen

Verhältnissen die Form eines jeden nie vorher gefühlten Gegenstand richtig beschreiben kann, so spielen hierbei die Erinnerungsbilder ganzer Objecte nur eine secundäre Rolle. Die Verknüpfung der neben und nach einander stattfindenden Einzeleindrücke zu einem einheitlichen Gesammteindruck ist das wesentlichste — und das gerade leidet wie mir scheint, bei der WERNICKE'schen Taststörung. Es handelt sich um eine sensible Coordinationsstörung, eine sensible Ataxie, vermuthlich in Folge Störung des inneren Zusammenhanges, der anatomischen Ordnung innerhalb der Tastsphäre.[35]

Ich glaube mich, mit dieser Deutung, auch keineswegs mit Herrn WERNICKE in Widerspruch zu setzen. Derselbe hat selbst hervorgehoben, dass der Vorgang bei der fraglichen Taststörung „ganz vorurtheilslos" dahin präcisirt werden könne, dass die (Object)-Vorstellungen durch den Vorgang des Tastens nicht mehr hervorgerufen werden. Diese Fassung kommt, wie mir scheint, mit meiner Auffassung im wesentlichen überein. Zur Auslösung einer richtigen Object-Vorstellung bedarf es einer wenigstens theilweise correcten Ordnung der elementaren Tasteindrücke. Nur so kommt es associativ zur Auslösung von Erinnerungsbildern, welche die Lücken im Eindruck ergänzen. In der Regel wird auch der Name des getasteten Objectes erinnert, und im Anschluss hieran treten von neuem zahlreiche Erinnerungsbilder objectiver Natur ins Bewusstsein. Die Zerstörung der Tastsphäre schneidet alle diese associativen Vorgänge, welche für die Ergänzung der Tasteindrücke von grösster Bedeutung sind, an der Wurzel ab — aber die Ursache ist psychisch genommen doch die qualitativ veränderte, die „atactische“ Wahrnehmung. Insofern derartige sensible Ataxien durch Erkrankungen sowohl der Tast- als der Sehsphäre[37] entstehen, ist der Beweis gegeben, dass diese letzteren die Einzeleindrücke, welche die peripheren Endorgane gesondert aufnehmen, zusammenordnen zu Anschauungen. Die räumliche Anschauung ist zunächst eine Function der corticalen Sinnessphären; und dasselbe gilt auch für die Wahrnehmung der zeitlichen Ordnung von Gehörseindrücken, also von äusseren Vorgängen, wie aus Nachfolgendem hervorgeht.

Offenbar ist diejenige Form sensorischer Aphasie, bei welcher die Kranken nach eigener Aussage vorgesprochene Worte nur als „wirres Geräusch“ hören und deshalb nicht verstehen, eine der WERNICKE'schen Taststörung durchaus entsprechende Form von Hörstörung. Gerade diese „perceptive“ Worttaubheit beruht, wie die NAUNYN'sche Zusammenstellung zeigt, sofern sie nicht subcortical bedingt ist, auf einer Läsion der linken (bei Linkshändern der rechten) Hörsphäre. Auch hierbei handelt es sich aber wohl nicht, wie WERNICKE meint, in erster Linie um einen dauernden Verlust von Wortklang — Erinnerungsbildern, sondern um Unfähigkeit, die in einem vorgesprochenen Wort aufeinander folgenden Laute auseinanderzuhalten, die Tonintervalle zwischen Sylben und Worten richtig zu unterscheiden. Der Kranke nimmt von vornherein nicht geordnete Lautcomplexe wahr, sondern ein unentwirrbares Chaos von Tönen und Geräuschen. — Wenn hierbei reine Verletzungen der Hörsphäre vorliegen, können die Kranken spontan eine grosse Menge Worte richtig hervorbringen (dergestalt, dass der Unkundige eine Sprachstörung an ihnen kaum wahrnimmt[36]); es sind also die Wortklang-Erinnerungsbilder erhalten trotz Zerstörung der Hörsphäre. — Gerade umgekehrt, wenn die Umgebung der Hörsphäre zerstört ist und (wie in dem bekannten Fall HEUBNER's) die Hörsphäre selbst unversehrt ist. Die Kranken bringen bei dieser transcortischen sensorischen Aphasie im Sinne LICHTHEIM's und WERNICKE's spontan äusserst wenig Worte hervor (amnestische Aphasie der Früheren) oder es besteht hochgradige Paraphasie; die Kranken sind aber von Anfang an[38] im Stande, vorgesprochene Worte richtig nachzusprechen, ein Beweis, dass sie die Worte richtig gehört haben. Hier ist also die Fähigkeit, die Intervalle zwischen Silben und Worten richtig wahrzunehmen, erhalten. Wenn sie trotzdem worttaub sind, so liegt der Grund darin, dass die richtig gehörten Worte nicht associativ die zugehörigen den „Sinn" ausmachenden anschaulichen Erinnerungsbilder hervorrufen (apperceptive[39] Worttaubheit). In natura finden sich beide Formen selten ganz rein, da in der Mehrzahl der Fälle die Hörsphäre und ihre Umgebung mehr weniger zusammen erkrankt sind. Diese Mischformen sind unbrauchbar für die Entscheidung der Frage, ob und inwiefern Erkrankungen der Hörsphäre allein (!) Erinnerungsstörungen zur Folge haben — was Wernicke ganz übersehen zu haben scheint.

Die corticale Form der perceptiven Worttaubheit beruht somit nicht in erster Linie auf Verlust der Wortklang-Erinnerungsbilder, sie ist höchst wahrscheinlich eine sensorisch-atactische Störung: Die zeitliche Ordnung der Gehörsempfindungen fehlt.

Sonach sind in den Sinnessphären die wesentlichen Grundlagen der räumlichen und zeitlichen Anschauung zu suchen. Die Sinnessphären sind geradezu Organe der Raum- und Zeitanschauung, letzterer wenigstens soweit sie sich auf äussere Geschehnisse bezieht.

Zweifellos setzt dies voraus, dass ihren nervösen Elementen auch eine gewisse Art Gedächtniss zukommt, die Fähigkeit z. B. einen Tasteindruck, einen Ton so lange in der Erinnerung festzuhalten, bis das Wort, der Satz zu Ende ist. Inwieweit an diesem Sinnesgedächtniss[40] stets auch ausserhalb der Sinnessphäre gelegene Elemente betheiligt sind, lässt sich schwer entscheiden. Vermuthlich werden durch das oft wiederholte Hören einer Tonfolge auch dauernde Modificationen (Gedächtnissspuren) in der Hörsphäre hervorgebracht. Nichts destoweniger erscheinen die Sinnessphären beim Menschen unfähig, grössere Mengen von Erinnerungsbildern selbständig zu reproduciren. Auch wird diese Reproductionsfähigkeit weit mehr beeinträchtigt durch Erkrankungen, welche ausserhalb der Sinnessphären ihren Sitz haben; und was besonders wichtig, man hat Fälle beobachtet, wo die Reproduction z. B. von Gesichtseindrücken relativ wenig Noth gelitten hatte, obwohl beide Sehsphären zerstört waren. Insbesondere WILBRAND und NOTHNAGEL haben diese Thatsache betont und daraus geschlossen, dass optische Erinnerungsbilder und Gesichtsempfindungen an getrennte Rindengebiete geknüpft sein müssen — ein Satz, für welchen unter Anderen auch CHARCOT werthvolles klinisches Beweismaterial beigebracht hat.

Wo liegen nun aber die für die Gedächtnissspuren der Sinneseindrücke besonders wichtigen Regionen des Grosshirns? Diese Frage führt uns unmittelbar auf die Betrachtung der zwischen und neben den Sinnessphären gelegenen Rindengebiete. Was haben diese zu bedeuten?

III.

Die Restgebiete umfassen die vorderen Abschnitte der ersten und zweiten Stirnwindung, Theile der dritten und den Gyrus rectus im Stirnhirn, die Insel bis an ihre Ränder, die erste und zweite Parietal-, die zweite und dritte Temporalwindung, ausschliesslich des inneren Polus temporalis, den Gyrus occipito-temporalis, die zweite und dritte Occipitalwindung und den Präcuneus fast ganz (vergl. Tafel Figg. 1 u. 2 die nichtpunktirten Flächen).

Alle diese Windungsgebiete entwickeln sich mit Ausnahme des Gyrus subangularis beträchtlich später als die Sinnescentren, sodass noch bei ca. 3 monatlichen Kindern die ersteren durch ihre Armuth an Nervenmark sich scharf von den letzteren unterscheiden. Verfolgt man nun die Markentwickelung in den Zwischenstücken näher, so ergiebt sich, dass Projectionsfasern von irgend erheblicher Menge darin nicht auftreten.[41] Wohl aber wachsen aus den benachbarten Sinnescentren zahllose Associationsfasern (im Sinne Meynert's) in sie herein, wie auch aus der Rinde der Zwischenstücke Associationssysteme hervorgehen und zu näheren und entfernteren Rindenbezirken in Beziehung treten. Insbesondere sind ungemein zahlreiche Balkenfasern also Associationsfasern, welche die Rinde beider Hemisphären verbinden, in ihnen nachweisbar. Diese Associationssysteme gehen aus allen Schichten der Rinde hervor, nicht nur aus den untersten Spindelzellen wie Meynert annahm. Mit Rücksicht auf das absolute Ueberwiegen von Associationssystemen habe ich die Zwischenstücke demgemäss als „Associationscentren“ der Grosshirnrinde bezeichnet. Sie verknüpfen indirect die verschiedenen Sinnessphären unter einander dadurch dass (vergl. Tafel Fig. 1 Gegend von $^{+}_{+}{}^{+}$) von verschiedenen Sinnescentren her Associationsysteme in die Zwischenstücke einmünden — eine Einrichtung, welche meines Erachtens eine „Coagitation“ mehrerer Sinnescentren ermöglicht. Gerade in Bezug hierauf nun weiche ich ganz erheblich ab von den Ansichten früherer Autoren, insbesondere MEYNERT's, welcher annahm, dass die Sinnescentren verschiedener Qualität mit einander direct durch zahlreiche Associationssysteme verbunden sind.

Musste diese Auffassung schon insofern recht fragwürdig erscheinen, als in keinem Lehrbuch der Anatomie Associationssysteme dieser Art wirklich dargestellt sind, so glaube ich mich auch durch eigene ausgedehnte Untersuchungen überzeugt zu haben, dass den meisten Faserzügen, welche man bisher als directe Associationssysteme der Sinnescentren aufgefasst hat, wie z. B. der Fasciculus longitudinalis inferior, eine andersartige Bedeutung zukommt.

Es giebt somit meines Erachtens ausgedehnte Rindenbezirke, deren Thätigkeit im Wesentlichen darin besteht, die Erregungszustände verschiedenartiger Sinnessphären zu associiren. Die Ganglien-Zellen dieser Rindengebiete sind Centralorgane u. a. auch der Vorstellungs-Association.

Obwohl es nicht meine Absicht ist, auf diese erst vor kurzem von mir an einem anderen Ort behandelte Frage hier näher einzugehen, so möchte ich doch im Hinblick auf einige später zu betrachtende Thatsachen darauf hinweisen, dass meine Anschauungen sich zwar in erster Linie auf anatomische Befunde stützen, indess auch durch die klinische Beobachtung durchgehends Bestätigung finden.

Dies gilt ganz besonders für jenes grosse Gebiet, welches sich zwischen Tast-, Seh- und Hörsphäre ausdehnt und welches ich in Verbindung mit den sich angliedernden Windungen des Schläfenlappens als parieto-occipito-temporales oder hinteres grosses Associationscentrum bezeichnet habe (vergl. Tafel).

Zerstörungen im Bereich dieser Rindenabschnitte setzen weder perceptive Taubheit und Blindheit, noch tactile Anästhesie, sofern nicht die angrenzenden Sinnessphären oder ihre sensiblen Leitungen beeinträchtigt werden. Hingegen finden sich klinische Erscheinungen anderer Art wie Seelenblindheit, Seelentaubheit, Seelen-Gefühllosigkeit, insgesammt gelegentlich das Bild der Apraxie oder Agnosie (Freud) eventuell tiefen „Blödsinn mit Incohärenz“ ergebend, ferner Schwächung der visuellen Einbildungskraft (v. Monakow), Unfähigkeit, sich früher wohlbekannte Melodien ins Bewusstsein zu rufen — endlich bei Verletzungen speciell der die Sprache vermittelnden, also meist der linken Hemisphäre Symptome wie sensorische (optische) Alexie, optische Aphasie, (amnestische Farbenblindheit Wilbrand), apperceptive (transcorticale) Worttaubheit, verbale Paraphasie, sensorisch-amnestische Aphasie (Unfähigkeit zu, dem Bewusstsein vorschwebenden ideellen Vorstellungen die entsprechenden Wortklangbilder zu finden). Es handelt sich also um ein Gemisch von Gedächtniss- und Associationsstörungen. Das Erinnerungsvermögen leidet einestheils in dem Maasse, als die associative Auslösung der Vorstellungen gestört ist, und vermuthlich überdies in Form einer dauernden Vernichtung von Gedächtnissspuren. Auf Grund aller dieser klinischen Erfahrungen ergiebt sich als Functionskreis des hinteren grossen Associationscentrums die Bildung und das Sammeln von Vorstellungen äusserer Objecte und von Wortklangbildern, die Verknüpfung derselben unter einander, mithin das eigentliche positive Wissen, nicht minder die phantastische Verstellungsthätigkeit, die Vorbereitung der Rede nach Gedankeninhalt und sprachlicher Formung u. dgl. m. — kurz die wesentlichsten Bestandtheile dessen, was die Sprache speciell als „Geist“[42] bezeichnet.

Was die Insel anlangt, so verknüpft ihre Rinde den anatomischen Befunden nach sämmtliche um die Fossa Sylvii gelegene Windungsbezirke untereinander. Dieselben gehören theils der Körperfühlsphäre (insbesondere der Region für die Sprachorgane), theils der Hörsphäre, theils der Riechsphäre an, so dass auch hier die Bezeichnung „Associationscentrum“ hinreichend gerechtfertigt sein dürfte.

Theilweise anders verhält sich vielleicht das präfrontale Gebiet. Obwohl zweifellos auch dieser Rindenbezirk zwischen verschiedenwerthige Sinnessphären eingeschoben ist, insofern sein basaler Theil hinten und innen von der Riechsphäre (Schmecksphäre?) die convexe und innere Fläche von der Körperfühlsphäre begrenzt wird, ist es höchst unwahrscheinlich, dass er im Wesentlichen nur der Association von Gefühls- und Geruchs-Eindrücken dient, da der Riechsinn beim Menschen ja relativ sehr wenig, das Stirnhirn im Maximum[43] entwickelt ist. Zweifellos steht das frontale Associationscentrum in nächster Beziehung zur Körperfühlsphäre; es lassen sich aus allen Theilen derselben Fasern in das Stirnhirn verfolgen, so dass diesem Gedächtnissspuren aller bewussten körperlichen Erlebnisse insbesondere auch aller Willensakte sich einprägen können. Doch stösst die erschöpfende Klarlegung der Functionen des Stirnhirns vorläufig noch auf grosse Schwierigkeiten. Thatsache scheint, dass das positive Wissen nicht unmittelbar leidet, wenn das Stirnhirn zerstört wird — wohl aber die zweckmässige Verwerthung desselben, indem eventuell eine vollständige Interesselosigkeit[44], ein Hinwegfall aller persönlichen Antheilnahme an inneren und äusseren Vorgängen sich geltend macht. Insofern hiermit eine Herabsetzung aller persönlichen Bethätigungen, der activen Aufmerksamkeit, des „Nachdenkens“ u. dgl. m. einhergeht, gewinnt es den Eindruck, dass das frontale Centrum in hervorragender Weise an dem Gefühle und Willensakte vorstellenden, dem aus sich heraus hemmend und anregend wirkenden Ich betheiligt ist — um so mehr als partielle Läsionen des Stirnhirns nicht gar selten von eigenartigen Veränderungen des Charakters[45] begleitet sind. Immerhin wird man noch weitere klinische Erfahrungen abzuwarten haben, bevor man ein abschliessendes Urtheil zu fällen sucht, insbesondere auch darüber, ob der Functionskreis des Stirnhirns von dem des hinteren grossen Associationscentrums, zum Theil wenigstens, essentiell verschieden ist.[43]

IV.

Schon nach dem bisher Bemerkten kann es kaum einem Zweifel unterliegen, dass die Gliederung, welche wir im Gefüge des „Geistes“ introspectiv wahrzunehmen vermögen, in deutlichen Beziehungen steht zu keineswegs transcendenten, dem anatomischen Verständniss durchaus zugänglichen Bauverhältnissen des Gehirns, aus welchen wir das seelische Geschehen weitgehend reconstruiren und objectiv ableiten können — und dieser durchgehende Parallelismus tritt um so deutlicher hervor, je weiter wir in den Bauplan des Seelenorgans eindringen.

Die Zeit gestattet mir es leider nicht, auch wichtige Thatsachen der Elementarstructur der Hirnrinde hier näher zu berühren. Nur das möchte ich im Hinblick auf einige mir gemachte Einwände[42] hervorheben, dass die Sinnescentren zweifellos in Bezug auf die Anordnung, zum Theil auch in Hinsicht der Form ihrer nervösen Elemente in charakteristischer Weise sich unterscheiden. Ein einigermassen geübter Beobachter wird einen mikroskopischen Schnitt aus der Rinde des mittleren Gyrus fornicatus ohne weiteres sicher erkennen und von Schnitten z. B. aus der Sehsphäre, der Hörsphäre etc. sofort unterscheiden. Insofern auch in den neuesten Hand- und Lehrbüchern die Thatsachen nicht gewürdigt sind, möchte ich hier nur zweierlei besonders hervorheben, einmal dass im Gyrus fornicatus sich eine eigenartige Zellenform findet, grosse Spindelzellen (Riesenspindeln, Wilhelm Freiherr v. Branca), wie ich sie sonst in der Rinde nirgends wahrzunehmen vermochte — und ferner dass die Sinnessphären durch einen auffallend grossen Gehalt an intracorticalen[46] Associationsfasern vor den Associationscentren sich auszeichnen, dergestalt, dass dort schon für das blosse Auge bald auf der Oberfläche (Gyrus uncinatus, Körperfühlsphäre) die Tangentialfaserschicht, bald (Vicq d'Azyr'schen Streifen der Sehsphäre) in der Tiefe eine weisse Markschicht deutlich hervortritt. Inwiefern diese Einrichtung zu der oben erwähnten „Coordination" der elementaren Empfindungen zu Wahrnehmungen in Beziehung steht, erscheint wohl einer Prüfung werth.

Auch sonst bietet die Vergleichung der einzelnen Sinnessphären noch mancherlei hochinteressante Gesichtspunkte; dies betrifft insbesondere ihre Flächenausdehnung und relative Lage. Die Körperfühlsphäre erweist sich hier als die weitaus wichtigste; sie übertrifft alle anderen zusammen an Ausdehnung und liegt im Centrum der gesammten Rindenorganisation, um die „Centralfurche“, während die Sehsphäre z. B. excentrisch gelagert ist. Die Körperfühlsphäre bildet aber nicht nur äusserlich, sondern auch durch ihre associativen Beziehungen den eigentlichen Mittelpunkt des Seelenorgans. Sie ist unendlich viel reicher an Associationssystemen als die übrigen Sinnessphären. Die Hör- und Sehsphäre hängen in der Hauptsache nur mit benachbarten Windungen direct zusammen. Lange Associationsbahnen gehen von ihnen nach meinen bisherigen Untersuchungen nicht oder höchstens in geringer Anzahl aus. Demgemäss ist jede dieser Sphären umgeben von einem Rindenbezirk, welchen ich kurz als „Randzone“[47] bezeichnen will, in welchen zahllose Associationsfasern je der betr. Sinnessphäre eindringen. Bei der Hörsphäre wird die Randzone gebildet von Insel, Gyrus supramarginalis, der zweiten und dem vordern Abschnitt der ersten Schläfenwindung, bei der Sehsphäre von der zweiten und dritten Occipitalwindung, einem Theil des Präcuneus und dem Gyrus occipito-temporalis. Auch die Körperfühlsphäre hat eine solche Randzone, aber sie sendet überdiess mitten in die Centralgebiete der grossen Associationscentren ungemein zahlreiche lange Faserzüge: Insbesondere verläuft ein mächtiges Bündel von den Centralwindungen nach hinten in die Centralgebiete des hinteren grossen Associationscentrum (vergl. Tafel Fig. 1) an die Aussenfläche des Scheitellappens, an die Aussenfläche und die Basis des Schläfenlappens, welches sich durch seine ungemein späte Entwickelung von allen anderen Faserzügen des Grosshirnmarkes sondert, also muthmasslich seiner Function nach die höchste Rangstufe (willkürliche oder affective Auslösung von Vorstellungen?[48]) einnimmt. Es deckt sich zum Theil mit dem Fasciculus arcuatus, wie ihn Meynert dargestellt hat. Insofern die Centralwindungen nach vorn mit dem Stirncentrum, nach unten mit der Inselrinde zusammenhängen, laufen in der Körperfühlsphäre Leitungen man kann sagen aus der gesammten Rinde zusammen, da die Centralgebiete (Centralneurone) der Associationscentren ihrerseits wieder mit den Randzonen der Sinnessphären auf das innigste verknüpft sind (vergl. Tafel Fig. 1 $^{+}_{+}{}^{+}$).

Hiernach wird es begreiflich, dass die Körperfühlsphäre für den Wachzustand[49] die weitaus grösste Bedeutung hat. Von da aus kann offenbar die Rinde in grosser Ausdehnung erregt, vermuthlich auch (wie klinische Erfahrungen zeigen) in ihrer Thätigkeit gehemmt werden.[48]) Durch Vermittlung der Körperfühlsphäre wirken vielleicht auch Stirnhirn und hinteres grosses Centrum aufeinander, wofür u. a. auch spricht, dass directe associative Verbindungen zwischen beiden Centren nicht in irgend erheblicher Menge nachweisbar sind.

Diese ausgeprägte Centralisation[50] des Seelenorgans wird ohne Weiteres verständlich, wenn man die functionellen Leistungen der Körperfühlsphäre näher ins

Auge fasst. Sie ist die unentbehrliche Voraussetzung für die Bildung der Ich-Vorstellung, welche sich ja in erster Linie auf den Eindrücken der hinteren Wurzeln aufbaut. Damit ist die Körperfühlsphäre auch die einzige für die geistige Entwickelung absolut unentbehrliche Sinnessphäre. Ohne sie ist die Herausbildung einer geistigen Persönlichkeit undenkbar, während die Sehsphäre, die Hörsphäre und die Riechsphäre nicht nur jede für sich sondern allesammt (wenigstens functionell) ausfallen können, ohne dass die Erreichung selbst einer relativ guten geistigen Leistungsfähigkeit hierdurch ausgeschlossen wird, wie das Beispiel von Laura Bridgeman deutlich darthut.

Hiernach gewinnt aber auch die Entwickelungsfolge der Sinnessphären ein erneutes Interesse. Indem das System Nr. 1 der Körperfühlsphäre allen anderen vorauseilt[51], erhält der Fötus zunächst nur Eindrücke aus dem eigenen Körper und erst an diese gliedern sich secundär die Eindrücke der äusseren Sinne an — als ein Appendix, nicht als von vornherein gleichwerthige Factoren. Hiernach herrscht von vornherein nicht Ebenbürtigkeit unter den Sinnessphären, sondern ein Subordinationsverhältniss. Nicht die Republik, sondern die Monarchie ist in der Organisation des Seelenorgans verwirklicht. — Der Körperfühlsphäre fällt von Anfang an die Führung zu, und sie behält sie als Hauptträger des Selbstbewusstseins auch durch das ganze Leben hindurch — zumal aus ihr auch alle für das „Handeln" wichtigen motorischen Leitungen hervorgehen.

Demgemäss gehen auch ausgedehnte Erkrankungen beider Körperfühlsphären mit einer weit intensiveren Schädigung der Intelligenz einher, als man auf den ersten Blick erwarten sollte; vermuthlich kommt es schon hierdurch zu einer besonderen Form von „Geisteszerrüttung".[35]

Ich bin am Schluss! Ich hoffe Sie werden den Eindruck gewonnen haben, dass Anatomie und Entwickelungsgeschichte des Gehirns uns im weitesten Maasse die Aussicht auf eine natürliche Seelenlehre eröffnen. Die Entwickelungsgeschichte würde sich aber bei weitem nicht so leistungsfähig erweisen, wenn es nicht dank den Fortschritten der histologischen Technik gelungen wäre, die successive Bildung der Markscheiden in allen ihren Einzelheiten zu verfolgen. Ich erfülle demgemäss nur eine Pflicht der Dankbarkeit, wenn ich darauf hinweisse, dass insbesondere Herr Carl Weigert durch seine Hämatoxylinfärbung sich auf diesem Gebiete unvergängliche Verdienste erworben hat.

Anmerkungen.

[1] Vergl. die Vorrede.

[2] Vergl. Anm. 42.

[3] Deutliche Aeusserungen von Lust nicht! Goltz berichtet nur von einem gewissen Behagen seines grosshirnlosen Hundes nach Stillung des Nahrungsbedürfnisses. Neugeborene zeigen deutliche Lustgefühle viel später als Unlustgefühle (vergl. Preyer: Die Seele des Kindes).

[4] Der Bewusstseinszustand der fraglichen Wesen lässt sich nur vermuthungsweise erschliessen; unzweideutige Aufschlüsse sind nicht zu erlangen.

[5] Vergl. Anm. 31 und 42 am Schluss.

[6] Ich lege ganz besonderes Gewicht auf die Vergleichung; — vergl. Anm. 23.

[7] Ich kann nur bedauern, dass so wenige Verfasser von Lehrbüchern sich es angelegen sein lassen, die fraglichen Bilder aus eigener Anschauung kennen zu lernen.

[8] Der „laterale" Kern des Sehhügels in dem hier gebrauchten Sinn umfasst v. Monakow's ventrale Kerngruppen ausser ventr. b. (mein schalenförmiger Körper), seinen hinteren Kern und den basalen Theil seines lateralen Kerns, äussere Abtheilung. Den dorsalen Theil und die mediale Abtheilung des „lateralen" Kerns v. Monakow's rechne ich noch zum inneren Kern bezw. zur dorso-medialen Kerngruppe (s. o. S. 31).

[9] Ich kann mit meiner Methode nicht direct feststellen, inwieweit diese Fasern im lateralen Kern entspringen oder endigen. Ich kann nur ein nicht völlig zuverlässiges Kriterium allgemeinerer Art verwerthen, nämlich die relativ frühzeitige Entstehung.

Die corticofugalen Fasern des Sehhügels entstehen im allgemeinen später — indess gerade dem in Rede stehenden Bündel gegenüber nur unwesentlich später. Es ist somit wohl möglich, dass gerade letzteres theilweise (meist?) corticofugal leitet, zumal es im Sehhügel bis zur Grenze der dorso-medialen Kerngruppe aufsteigt und Begleitfasern sicher in letztere eindringen.

[10] v. MONAKOW lässt das *centre médian* mit der dritten Stirnwindung zusammenhängen. Die Stabkranzbündel des ersteren entwickeln sich aber früher als die der letzteren. v. MONAKOW unterscheidet übrigens nicht wie ich corticofugale Leitungen im Stabkranz des Thalamus; hierdurch wird seine Schilderung viel summarischer als die meine, und es entstehen scheinbare Widersprüche. Die Unhaltbarkeit der Ansicht v. MONAKOW's dass alle Stabkranzbündel des Sehhügels corticopetal leiten, hat v. KÖLLIKER eingehend dargethan (vergl. Anm. 19).

[11] Der unter dem Fuss der ersten Stirnwindung gelegene Theil des Gyrus fornicatus steht also mit zwei, anscheinend sensiblen Systemen der inneren Kapsel (hinteren Wurzeln) in Verbindung und ist überhaupt viel reicher an Projectionsfasern als die anderen Theile. Beziehungen zum vorderen Kern hat zuerst v. MONAKOW angegeben; hierbei handelt es sich wohl um Faserbündel, welche ohne Umwege zu machen, direct verlaufen und corticofugal leiten.

[12] Auch Theile des hinteren Längsbündels gehen in die ventro-laterale Kerngruppe des Sehhügels über. Insofern nach HELD nicht nur der Trigeminus, sondern auch der Vestibularis Fasern in dieses Bündel schicken, könnte hier u. a. auch an eine corticopetale Bahn des Vestibularis gedacht werden. Stärkere centrale Bahnen des letzteren verlaufen in der Formatio reticularis, mit centralen Leitungen des Trigeminus, Glossopharyngeus etc. unweit dem Boden der Rautengrube und lassen sich zum Theil bis in Fussschleife und Linsenkern verfolgen. Der Rest verläuft mit der Haubenschleife, so dass höchstwahrscheinlich

sowohl die Nerven der Bogengänge, als die Geschmacksnerven mit der Körperfühlsphäre in Verbindung treten.

[13] Wir haben bei unseren ersten Untersuchungen (Neurolog. Centralbl. Nr. 14, 1890, Arch. f. Psych., Bd. XXIV) die Degeneration der fraglichen Sehhügelzellen nicht wahrgenommen, weil dieselben ohne Hinterlassung irgend welcher Spuren geschwunden waren. Erst nachdem ich am Fötus die Ganglienzellengruppe kennen gelernt hatte, an welcher die Hauptschleife zum grössten Theil endet, habe ich mich überzeugt, dass speciell das Ursprungsgebiet des fötalen Systems Nr. 1 vollständig fehlt. Das Vorhandensein eines Zellenschwundes hatte indess Hösel bereits vorher richtig erkannt. In seiner diesbezüglichen Mittheilung nähert es sich dem von Mahaim und v. Monakow eingenommenen, theilweise richtigeren Standpunkt. In der Hauptsache bestehen sonach Differenzen bezüglich der Schleifen-Endigung im Sehhügel nicht mehr. Nur muss ich nach meinen Präparaten daran festhalten, dass ein Theil der Hauptschleife direct in die innere Kapsel übergeht (directe Rindenschleife).

[14] Dass (beim Menschen!) die Hauptschleife hauptsächlich mit den Centralwindungen in Zusammenhang steht, halte ich für eine der sichersten Errungenschaften der Anatomie. In dem von Hösel und mir beschriebenen Fall war nur die „Fussschleife“ intact, welche zum grössten Theil im Globus pallidus des Linsenkerns endet und vielleicht indirect mit der unteren Hälfte der vorderen Centralwindung sich verbindet.

[15] Die dritte Stirnwindung gehört zum grösseren Theil zum frontalen Associationscentrum (s. u.); demgemäss zeigt sie auch in Bezug auf die Rindenstruktur an den meisten Orten den gewöhnlichen fünfschichtigen (insbesondere durch die vierte Schicht kleinster Pyramiden ausgezeichneten) Typus wie es bei Hammarberg (Taf. I, Fig. 3, 4) richtig dargestellt ist. Jedenfalls fällt sie wie auch die untersten Abschnitte der Centralwindungen in ein

Uebergangsgebiet, welches einen besonders charakteristischen Bau nicht erkennen lässt — vergl. Anm. 42.

[16] Neurolog. Centralblatt von Mendel 1892 Nr. 5.

[17] Vielleicht sogar noch Theile der Sehsphäre umfassend.

[18] Meiner Fussschleife entspricht als motorisches Correlat wenigstens theilweise die „mediale“ Schleife, welche in der Brücke endet.

[19] Es handelt sich hier um Schlüsse aus der Verzweigungsweise der Stabkranzfasern im Sehhügel — vergl. hierüber v. Kölliker (Gewebelehre, 6. Aufl., II. Bd. § 169), wo die Frage eingehend behandelt ist. Beachtenswerth ist, dass Theile der dorso-medialen Kerngruppe bei Rindenzerstörung rascher degeneriren, als die Zellen der ventro-lateralen — was sich leicht erklärt, wenn man annimmt, dass erstere von der Rinde, letztere von subthalamischen Leitungen her erregt werden. (v. Monakow Arch. f. Psych. Bd. 27 S. 425 Anm. ××).

[20] Hier ist nach meinen neueren Untersuchungen vor allem an die centrale Haubenbahn zu denken, welche ich früher irrthümlich aus dem Linsenkern abgeleitet habe; ferner an Fasern, welche vom Thalamus in das centrale Höhlengrau der Vierhügel und der Rautengrube (Vagus-Kern etc.) gelangen.

[21] Die Uebertragung affectiver Erregungen, welche im Anschluss an irgend welche Ideen entstehen, auf die Körperorgane wird nach einer weitverbreiteten Ansicht durch den Sehhügel vermittelt. Vom anatomischen Standpunkt aus betrachtet ist diese Hypothese nicht unannehmbar. Welche Bahnen aber die affective Erregung von der Rinde zu dem Sehhügel leiten, ist noch unbekannt. Am nächsten liegt es auch hier an die Bahnen von der Körperfühlsphäre zur dorso-medialen Kerngruppe zu denken. Die reichen Beziehungen letzterer (s. Anm. 20) zum centralen Höhlengrau sind von diesem Gesichtspunkt aus betrachtet von grossem Interesse.

[22] Auf der Tafel Fig. 2 ist in Folge einer falschen Ver-

kürzung der untere Rand der Sehsphäre nicht richtig dargestellt. Es sollte in letztere die gesammte Basis des Lobulus lingualis einbezogen sein.

[23] Ich muss dies besonders Herrn von MONAKOW gegenüber betonen, der in seinen experimentellen und pathologisch-anatomischen Untersuchungen über die Haubenregion etc. (Arch. für Psychiatrie Bd. XIV, XVI, XXIII, XXV und XXVII) auch über secundäre Degenerationen im menschlichen Gehirn berichtet und neben wichtigen Befunden, deren Zuverlässigkeit ich durchaus anerkenne, eine Anzahl Meinungen über die corticale Ausbreitung des Projectionssystems kundgiebt, welche keineswegs thatsächlich begründet, zum Theil nachweisbar falsch sind. Es beruht dies zum Theil darauf, dass das wirklich brauchbare d. h. unzweideutige Aufschlüsse ergebende Untersuchungsmaterial, auf Grund dessen v. MONAKOW Beziehungen des Thalamus fast zur gesammten Hirnrinde annimmt, durchaus ungenügend ist. Er verfügt über nicht mehr als vier insgesammt kaum ein Sechstel der Rinde betreffende Fälle, bei welchen Erkrankungen von Windungen ohne ausgedehnte Läsionen tieferer Markmassen vorliegen (Die Fälle 1, 2, 10, 11 der Tabelle S. 420, Arch. f. Psych., Bd. XXVII). In den Fällen 3—6 und 9 sind im Wesentlichen tiefliegende Markmassen, theilweise auch die Grosshirnganglien und die innere Kapsel primär erkrankt, in zwei Fällen (2 und 8) Windungen und letztere Theile zusammen. Die ersten vier Fälle ergeben im Wesentlichen Aufschlüsse welche sich mit meinen Anschauungen über die Verbreitung des Projectionssystems, insbesondere der Sinnesleitungen decken. Auffallender Weise hat v. MONAKOW in seine Tabelle eine wichtige Beobachtung nicht aufgenommen, nämlich die im Wesentlichen auf Oberflächengebiete beschränkte Erkrankung der linken Hemisphäre in Fall 1 der Tabelle, welche nicht nur in pathologisch-anatomischer Hinsicht sondern auch klinisch recht interessant ist. Hier ist ein beträchtlicher Theil meines hinteren

grossen Associationscentrums erweicht, welcher die zweite und dritte Temporalwindung, zweite und dritte Occipitalwindung in beträchtlicher Ausdehnung und unter anderem auch meinen Gyrus subangularis umfasst. Secundäre Degenerationen im Thalamus und der inneren Kapsel, also von Projectionsfasern überhaupt konnte v. Monakow hier nicht nachweisen; dagegen waren ausgeprägte Associationsstörungen vorhanden wie ich sie für das hintere grosse Associationscentrum für charakteristisch halte, (apperceptive Worttaubheit und Seelenblindheit bei „erhaltener Theilnahme für die Mitmenschen“ also „intactem Gemüth“, — was ich hervorhebe, weil ich genau dasselbe beobachtet habe bei doppelseitiger Erkrankung des hinteren grossen Associationscentrums neben völliger Intaktheit der vorderen Hirnhälfte). Trotzdem schliesst v. Monakow auf Grund viel complicirterer und viel schwerer zu deutender Fälle, dass gerade die betreffenden Theile der Schläfenwindungen mit dem hinteren Sehhügelkern zusammenhängen. Es handelt sich hier thatsächlich um eine reine Vermuthung, und dasselbe gilt für vermeintliche Beziehungen der Inselrinde zum Nucleus ventralis *c*, des Gyrus supramarginalis zu ventralis *b*, der basalen Temporalwindungen zum Nucleus lateralis. Die zum Beweis angezogenen Fälle sind so complicirt, dass die Aufstellung derartiger Beziehungen geradezu willkürlich erscheint. Im Fall 5, welchen v. Monakow als Erweichungsherd im Gyrus angularis uud Präcuneus bezeichnet und aus welchem er den Schluss zieht, dass der Gyrus angularis, wie überhaupt die äusseren Windungen des Hinterhauptslappens zur Sehsphäre gehören, liegt eine ausgedehnte primäre Zerstörung nicht nur der Sehstrahlung aus den inneren Windungen des Hinterhauptslappens (v. Monakow bezeichnet sie zum Theil irrthümlich als Fasciculus longitudinalis inferior), sondern auch des Stabkranzes der hinteren Centralwindung (daher auch Hemiparese vorhanden!) vor, während der Gyrus angularis in der Hauptsache intact ist Wie v. Monakow bei alledem zu dem Ausspruche kommt, dass seine Ergebnisse mit denen VIALET's gut harmoniren, bleibt ein Räthsel, da VIALET v. MONAKOW's Ansichten bekämpft und die Sehsphäre auf Grund secundärer Degenerationen so abgrenzt wie ich es thue auf Grund der Entwickelungsverhältnisse.

Die meisten dieser schwerwiegenden Irrthümer v. MONAKOW's beruhen darauf, dass er den Verlauf der Projectionsfasern im Grosshirnmark insbesondere auch die schlingenförmigen Umbiegungen zahlreicher dieser Bündel im Stirn- und Scheitellappen nicht kennt wie sie Fig. 1 (S. 18) bei ⧺ und ⌗ dargestellt sind. Diese Schlingenbildung findet sich speciell im Bereich der Associationscentren, da wo der Balken besonders mächtig ist; die Entwickelung dieses letzteren ist vermuthlich die Hauptursache der Schlingenbildung, indem er beim Wachsen die schon vorher vorhandenen Projectionsfasern vor sich her treibt. Zu welchen Täuschungen über die Rindenursprünge von Projectionsfasern man so kommen kann, lehrt ein weiterer Blick auf Fig. 1 S. 18. Wenn ein Herd bei ⧺ oder ⌗ sitzt, so zerstört er Fasern, die scheinbar von den Punkten ⊕ ⊕ und ⊕ der Rinde kommen, in Wirklichkeit von weit entfernten. Auch zerstören Herde bei ⧺ Fasern der Sehstrahlung, welche vom Punkt ○ des Cuneus zum Thalamus verlaufen, so dass die Täuschung entsteht, die Scheitelwindungen besitzen Projectionsfasern, während solche in Wirklichkeit nur durch das Mark des Scheitellappens in grosser Menge hindurchziehen. Wenn die genannten Fehlerquellen nicht gewürdigt werden, ergiebt die TÜRK'sche Methode irreführende Resultate, und v. MONAKOW ist weit entfernt davon sie zu würdigen. Es gelingt dies überhaupt nicht, sofern man nur die secundären Degenerationen zur Erforschung des Faserverlaufs benützt; denn es würde hier eines unendlich grossen Materials bedürfen, um zu unzweideutigen Aufschlüssen zu gelangen.

Hiernach ist die Annahme v. MONAKOW's, der Umfang der corticalen Sinnessphären sei grösser, als ich angebe, unbegründet. Selbst wenn die dorso-mediale Kerngruppe des Sehhügels und der äussere Theil des Hirnschenkelfusses mit grösseren Rindengebieten zusammenhängen sollten, als ich abgebildet habe, so würde hieraus keineswegs ohne Weiteres auf einen grösseren Umfang speciell der Sinnessphären geschlossen werden dürfen, da hierfür ein thatsächlicher Beweis nicht vorliegt — insbesondere auch nicht seitens der klinischen Beobachtung. Bei der grossen Ausdehnung der Rindengebiete, welche zwischen den Sinnescentren eingeschaltet sind, würde mein Eintheilungsprincip auch nicht erschüttert sein, wenn hier oder da die Grenze einer Sinnessphäre um 1—2 cm hinausgeschoben werden müsste. Gerade das Gegentheil ist aber wenigstens für einzelne Stellen wahrscheinlicher.

Im Uebrigen darf ich wohl auch darauf hinweisen, dass ich selbst früher auf meinen Hirnplänen alle Rindengebiete mit Projectionsfasern ausgestattet habe. Es geschah dies aber lediglich auf Grund ungenügender Methoden, insbesondere makroskopischer (!) Bilder aus dem kindlichen Gehirn und in v. Monakow's Weise unkritisch verwertheter secundärer Degenerationen und klinischer Beobachtungen. So habe ich früher im Scheitellappen das Centrum der cutanen Sensibilität gesucht, indem ich die in dem Sulcus postcentralis gelegene hintere Grenze des corticalen Gebietes von System 1 nicht kannte. Ferrier hat demgemäss auch mit Recht die Unzulänglichkeit meiner damaligen anatomischen Anschauungen hervorgehoben. Ich bin erst durch die Herstellung lückenloser gut gefärbter Schnittreihen aus zahlreichen Gehirnen in den Stand gesetzt worden, den Verlauf aller sensiblen Systeme der inneren Kapsel zu überblicken und constatire gern, dass diese meine neueren anatomischen Untersuchungen den von den englischen Experimentatoren schon früher ausgesprochenen Anschauungen durchaus entsprechen.

Die Einwände, welche v. Monakow auf Grund von Experimenten an niederen Säugern gegen meine Abgrenzung der Sinnessphären vorgebracht hat, sind schon insofern hinfällig, als das Thier Besonderheiten zeigt gegenüber dem Menschen. Sowenig man aus der Thatsache, dass die Katze eine artikulirte Sprache nicht besitzt, schliessen darf, dass auch der Mensch sprachlos ist, sowenig darf man aus der Kleinheit der Associationscentren bei der Katze schliessen, dass auch der Mensch solch' kleine Centren besitzt. Selbst wenn v. MONAKOW's Angaben für die von ihm untersuchten Thiere gelten sollten (?), würden sie hiedurch für den Menschen nicht ohne Weiteres Geltung erlangen, und die Vergleichung beider an der Hand zuverlässiger Methoden liefert denn auch entscheidende Beweise dafür, dass v. MONAKOW theilweise zu durchaus falschen Anschauungen über das corticale Projectionssystem des Menschen gelangt ist.

[24] VIALET: Les centres cérébraux de la vision et l'appareil intracérébral. Paris, 1893.

[25] u. [27] Verhandlg. des Congresses für innere Medicin 1887.

[26] Fälle von Alexie ohne Hemianopsie. Vielleicht ist die Einengung des Gesichtsfeldes bei Läsionen des Gyrus angularis (gekreuzte Amblyopie GOWERS) Folge eines Druckes auf die Sehstrahlung (Erhöhung des Leitungswiderstandes?)

[28] Arch. f. Psych. Bd. XXVII S. 428f.

[29] Vielleicht kommt hier auch der Nucleus caudatus in Betracht. Einzelne Fasern der TÜRK'schen Bündel (MEYNERT) treten sicher in denselben ein; ich konnte aber noch nicht feststellen, ob sie wirklich hier entspringen.

[30] Das Tapetum ist nicht einfache Balkenausstrahlung; es enthält auch Associationssysteme, welche nicht die Mittellinie überschreiten — weshalb es auch bei vollständigem Balkenmangel theilweise erhalten bleibt.

[31] Ich habe bereits an einem anderen Ort (Gehirn und Seele 2. Aufl.) darauf hingewiesen, dass die specifische Energie der Sinnesnerven wahrscheinlich zum Theil auch von primären Eigenschaften der corticalen Sinnessphären abhängt, da letztere

(besonders die des Geruchs und Gesichts) einen besonderen Bau zeigen. — Vergl. Anm. 42 am Schluss.

[32] Vergl. Fig. 2 *oK* die Theilung der oberen Kleinhirnstiele in eine Sehhügel- und Linsenkernbahn. Das gleiche gilt auch für die Schleife und andere Bündel der Grosshirnschenkelhaube.

[33] v. Monakow, Arch. f. Psych. Bd. XXVII. S. 386f.

[34] Arbeit. aus der psychiatr. Klinik zu Breslau, Heft II. S. 35f.

[35] Man könnte vielleicht sagen: „die Anordnung der elementaren Tasteindrücke im Bewusstsein" ist gestört — freilich eine Ausdrucksweise, welche den Zorn der introspectiven Psychologen erregen dürfte. Bei Erkrankung peripherer Nerven ohne Abnormitäten der Tastsphäre kommen zwar weniger Einzeleindrücke eines betasteten Objects zum Bewusstsein — aber sie stehen eventuell zu einander in richtigen Beziehungen. Stellt man sich vor, dass um die Centralfurche ein Tableau ausgebreitet ist, in welchem jedem peripheren Nervengebiet ein bestimmter Abschnitt zugeordnet ist, so wirkt eine Aufhebung der inneren Ordnung in jenem centralen Tableau stärker verwirrend auf die räumliche Anschauung, als der Ausfall selbst zahlreicher peripherer Leitungen. Es handelt sich hier wie leicht ersichtlich um eine Frage der fundamentalsten Art. Man denke nur an die Consequenzen in psycho-pathologischer Hinsicht! Welche Verwirrung im Wahrnehmungsvorgang muss schon eintreten, wenn die nervösen Elemente der Sinnessphären ungleich erregbar, wenn sie theilweise leitungsunfähig werden z. B. durch Gifte. Diese Incohärenz muss einen wesentlich anderen Charakter zeigen als z. B. die Verworrenheit durch primäre Erkrankung meines grossen hinteren Associations-Centrums u. a.

[36] Vergl. die Discussion zu Naunyn's Vortrag, Verhandl. des Cong. f. i. Med. 1887 S. 165 Hitzig's Bemerkungen.

[37] „Seelenblindheit" in Folge miliarer Herde in der Sehsphäre — in Wirklichkeit eine perceptive Sehstörung, also am besten perceptive Seelenblindheit zu nennen!

[38] Es beruht hier also das richtige Hören der Worte nicht auf einer allmählichen Einübung der gesunden Hörsphäre. Eine solche Einübung ist aber für zahlreiche in Heilung ausgehende Fälle anzunehmen. — Vermuthlich giebt es eine analoge Störung im Bereich der Erinnerungsbilder in Folge einer Erkrankung der Associationscentren; die Wortklänge werden nur partiell bezw. ungeordnet erinnert, und der Kranke giebt sie deshalb entstellt wieder. Diese Form leitet unmittelbar über zur motorischen Ataxie corticalen Ursprungs, wobei die Bewegungsvorstellungen in verstümmelter Form auftauchen. — Durch Erkrankung einer Hörsphäre (der rechten wie der linken?) leidet auch die Fähigkeit Melodien, verschiedenartige Rythmen wie Walzer und Gallopp u. dergl. m. zu unterscheiden.

[39] Im Sinne Herbart's.

[40] Gedächtniss besitzen auch Thiere, deren Grosshirnrinde sich überwiegend aus Sinnessphären zusammensetzt; es ist aber auch unendlich viel geringer (die Sprache hat dafür treffende Ausdrücke, wie „Katzengedächtniss" etc.). Das Gedächtniss der Sinnessphären bedarf zweifellos noch eingehender Untersuchungen; zu berücksichtigen ist hierbei, dass streckenweise Sinnessphären und Associationscentren sich in einander schieben.

[41] Jedenfalls treten die Projectionsfasern an Menge völlig zurück hinter andersartigen Bestandtheilen.

[42] Ich hebe dies besonders Herrn v. Kölliker gegenüber hervor, welcher die Bezeichnung der „Associationscentren" als „geistige Centren" bemängelt (S. 809 Bd. II. Gewebelehre, 6. Aufl.), weil man „wesentliche Unterschiede zwischen den Pyramidenzellen verschiedener Hirnabschnitte nicht annehmen" könne. Dieser Einwand würde nur berechtigt sein, wenn ich meine Ansichten ausschliesslich auf den mikroskopischen Bau, die Anordnung und die Form der Ganglienzellen in den verschiedenen Rindenbezirken gründete. Dies trifft indess durchaus nicht zu. Ich würde es für ein völlig verfehltes Beginnen halten, die

Psychologie auf die eigentliche Histologie des Gehirns basiren zu wollen; Ramon y Cajal's bekannter Versuch zeigt ja hinreichend, zu welch' eigenartigen Resultaten solch' eine Histo-Psychologie führt. Die klinische Beobachtung ist absolut unentbehrlich. Im Uebrigen bestehen zwischen meinen und v. Kölliker's Grundanschauungen nur unwesentliche Differenzen. So betont v. Kölliker (a. a. O. S. 810 gesperrt gedruckt), dass die Nervenzellen, mögen sie diese oder jene Form zeigen, wohl alle wesentlich dieselbe Function darbieten und dass die verschiedenen Leistungen derselben davon abhängen, dass die Beziehungen derselben zu ihrer Umgebung verschieden sind — bezw. (später) davon, dass sie von mannigfachen äusseren Einwirkungen getroffen werden. Diese besonderen Beziehungen nachzuweisen ist ja von Anfang an mein Bestreben gewesen, und ich citire zum Beleg hierfür aus meinen vor fast 20 Jahren erschienenen „Systemerkrankungen im Rückenmark" (Gesammtausgabe Leipzig, Wigand 1878 Seite 4, Archiv der Heilkunde Bd. XVIII. S. 104) folgendes:

„Die Befähigung zu diesen mannigfaltigen Leistungen erlangen die Centralorgane nicht durch die Begabung der an verschiedenen Orten vorhandenen nervösen Elementartheile mit qualitativ verschiedenen elementaren Fähigkeiten, sondern vornehmlich durch die mannigfaltige Gruppirung, durch die vielfach wechselnde Verbindung unter einander und mit den Endorganen der Peripherie. Es erhellt schon daraus, wie wichtig es ist, die Art der Einfügung für das einzelne Element festzustellen — das Endziel aller anatomischen Erforschung der Centralorgane."

Dies genügt wohl, um zu beweisen, dass ich vor fast 20 Jahren dieselbe Ueberzeugung ausgesprochen habe, wie v. Kölliker in der neuesten Auflage seiner Gewebelehre. Meine ganzen anatomischen Untersuchungen seit jener Zeit sind darauf gerichtet gewesen, die „Art der Einfügung" der einzelnen nervösen Elemente festzustellen — und nur so bin ich zu meiner Eintheilung der Grosshirnrinde in Sinnes- und Associationscentren gelangt, aber nicht ohne gebührende Berücksichtigung klinischer Erfahrungen.

v. Kölliker stellt aber a. a. O. S. 809 auch in Abrede, dass die Sinnescentren unter einander wesentliche Structurdifferenzen zeigen. „Was von Unterschieden nachgewiesen ist, bezieht sich auf die Grösse, Zahl und Vertheilung der Pyramidenzellen, auf die Menge und Verbreitung der markhaltigen und marklosen Fasern und ist physiologisch mit Rücksicht auf die Hauptvorgänge des psychischen Lebens ohne grössere Bedeutung".

Bei aller Hochachtung vor dem verdienten Nestor der deutschen Histologen möchte ich mir doch die Frage erlauben, ob irgend Jemand angeben kann, welche mikroskopischen Details der Grosshirnrinde mit Rücksicht auf die „Hauptvorgänge des psychischen Lebens von grösserer Bedeutung sind." Hier überschreitet v. Kölliker wohl zweifellos die Competenzen des Morphologen und begiebt sich auf Gebiete, welche ihrer ganzen Natur nach in Lehrbüchern der Histologie so nebenher eine irgendwie befriedigende Behandlung nicht finden können; dazu ist denn doch das psychische Problem etwas zu subtil. Was würden wir vom Mechanismus der Sprache, z. B. der Alexie, apperceptiven Worttaubheit u. dergl. wissen, wenn wir uns auf histologische Befunde stützen wollten! Was sind denn „Hauptvorgänge des psychischen Lebens"? Was sind Nebenvorgänge? Thatsächlich widerspricht sich v. Kölliker a. a. O. aber auch selbst, indem er zum Beleg dafür, dass die Anatomie keine besondere Structur der Sinnescentren kennt, auf seinen § 182 verweist. Hier hebt er zunächst hervor, dass sich Verschiedenheiten „jedenfalls" finden zwischen dem Rhinencephalon und dem Pallium — das Rhinencephalen ist ja gerade eine Sinnessphäre. Aber auch vom Pallium bemerkt v. Kölliker, dass hier gewisse Abweichungen „bedeutenderer“ Art vorkommen; aber „sie sind physiologisch ohne grössere Bedeutung“!

v. Kölliker stützt sich bei seiner Darstellung der Grosshirnrinde hauptsächlich auf die nachgelassene Arbeit Hammarberg's und offenbar weniger ausgedehnte eigene Untersuchungen. Beide sind aber keineswegs vollständig genug, um einen Ueberblick über alle hier in Betracht kommenden Regionen zu gewähren. Hammarberg hat wie v. Kölliker, ohne irgend einem rationellen Princip zu folgen, insbesondere ohne Rücksicht auf die entwickelungsgeschichtliche Differenzirung zu nehmen, beliebige Stücke der Rinde herausgegriffen, und es ist so ganz erklärlich, dass er die Sinnessphären nur zum kleineren Theil untersucht hat. Die verborgenen Querwindungen des Schläfenlappens (Hörsphäre), das mittlere Drittel des Gyrus fornicatus (der an Projectionsfasern reichste Theil der medialen Körperfühlsphäre), die Rinde der Fissura calcarina also die Centralgebiete der wichtigsten Sinnescentren sind bei Hammarberg gar nicht abgebildet; ja derselbe scheint die erstgenannten Stücke überhaupt nicht untersucht zu haben, da er die Querwindungen nirgends erwähnt und auch die Riesenspindeln gar nicht würdigt, nächst den Riesenpyramiden die auffälligste Zellenform der Grosshirnrinde — und dasselbe gilt von v. Kölliker's Darstellung. Dass die Sehsphäre einen besonderen Bau zeigt, indem hier „äusserst kleine Zellen eine grosse mächtige Schicht bilden“, hebt Hammarberg besonders hervor, und es entspricht dies der Meinung wohl aller Forscher, welche seit Meynert die wirkliche Sehsphäre untersucht haben, worunter ich nur als besonders beachtenswerth den auch von Kölliker mit Achtung genannten Betz hervorhebe, zumal derselbe von Seiten Golgi's eine keineswegs gerechte Beurtheilung gefunden hat.

Wie v. Kölliker dazu kommt, allen diesen Autoren gegenüber einen „Unterschied“ von physiologischer Bedeutung zu leugnen, ist mir unverständlich. Jeder einigermaassen geübte

Beobachter wird einen Schnitt aus der Rinde der Fissura calcarina (Sehsphäre) sofort als solchen erkennen, er wird ihn von einem Schnitt z. B. aus dem Fuss der ersten Stirnwindung (Körperfühlsphäre) nicht minder sicher unterscheiden, wie etwa Leber- und Nierengewebe; man vergleiche nur bei Hammarberg Fig. 1 Taf. I und Fig. 4 Taf. II (Fuss der ersten Stirnwindung und Sehsphäre), und frage sich ob hier nicht ganz eminente „Unterschiede" im Bau wahrzunehmen sind. v. Kölliker ist meinen Befunden nach keineswegs im Recht, wenn er Hammarberg zu rectificiren sucht (a. a. O. S. 682) indem er betont, dass in der Sehsphäre nicht spärlich (wie H. angiebt) sondern reichlich (das ist doch wohl der Gegensatz zu „spärlich") grosse Pyramidenzellen vorkommen. Dieselben sind thatsächlich in der eigentlichen Sehsphäre d. h. im Bereich des Vicq d'Azyr'schen Streifens auf manchen Strecken nur vereinzelt („solitär") zu finden, und unterscheiden sich überdies von den grossen Pyramiden der Körperfühlsphäre zum Theil wenigstens durch die Verzweigungsweise ihres Axencylinderfortsatzes (vergl. meine Mittheilung in den Berichten der Königl. Sächs. Gesellsch. der Wissensch. Math.-phys. Classe, 5. Aug. 1889. Ueber eine neue Färbungsmethode etc.) v. Kölliker stützt sich offenbar zum Theil auf Golgi's Autorität, welch' letzterer (Untersuchungen über den feineren Bau des peripheren und centralen Nervensystems, übers. von Teuscher S. 186f.) den Nachweis zu erbringen trachtet, dass selbst Rindenstellen von „angeblich" so entgegengesetzter Function wie die vordere Centralwindung („motorische Zone") und obere Occipitalwindung („Gesichtscentrum") durchaus den gleichen Bau zeigen. Golgi ist indess hierbei insofern nicht recht vom Glück begünstigt worden, als er den Bau des „Gesichtscentrums" an einer Rindenstelle prüft, welche thatsächlich gar nicht zur Sehsphäre gehört. Er hat einen Punkt neben letzterer untersucht — was doch jedem Sachkenner auf den ersten Blick klar werden muss, wenn er die Abbildung dieses vermeintlichen „Gesichtscentrums" bei GOLGI betrachtet. Der von ihm dargestellte Typus findet sich auch entsprechend der vorderen Umgebung der Sehsphäre; er ähnelt thatsächlich in mancher Beziehung der vordern Centralwindung, was von Interesse ist im Hinblick auf die Frage, ob am Rand oder neben der Sehsphäre ein besonderes optisch-motorisches Rindenfeld existirt. Bei der Frage nach einer besonderen Structur der Sehsphäre selbst kommen aber GOLGI's Untersuchungen gar nicht in Betracht. GOLGI überschätzt zu alledem auch noch erheblich die Verwerthbarkeit der Sublimatimprägnation für das Studium der Rindenschichtung; seine Zeichnungen sind halbschematisch; die grosse Mehrzahl der Rindenzellen ist überhaupt nicht dargestellt. So ist es auch nicht zu verwundern, dass GOLGI die Riesenpyramiden im Gebiet der Centralwindungen für keineswegs charakteristisch hält — Anilinpräparate lehren überzeugend das Gegentheil. Da die Frage nach einem besonderen Bau der Sinnessphären (welcher wie ich bereits früher hervorgehoben, besonders an den Sphären der chemischen Sinne hervortritt) von fundamentaler Bedeutung ist, insbesondere auch mit Rücksicht auf die Lehre von der specifischen Energie der Sinnesnerven, würde eine neue wirklich eingehende Prüfung, mit besonderer Berücksichtigung der von mir angegebenen Grenzen von grossem Werthe sein. (Vergl. Anm. 15). Ich bezweifle nicht, dass sich alle Variationen des Rindenbaues aus einem gemeinsamen Grundtypus ableiten lassen; ich habe auch selbst hervorgehoben, dass sich gewisse Zellenschichten über die ganze Hirnrinde, in Associations- wie Sinnescentren nachweisen lassen. Aber um so beachtenswerther erscheinen die lokalen Besonderheiten an allen den Orten, wo nachweislich Sinnesleitungen eintreten.

[43] Aus einer von Herrn cand. med. H. MÄDLER hergestellten vollständigen Schnittreihe aus dem Gehirn eines erwachsenen Chimpanse ersehe ich, dass das Stirnhirn der Anthropoiden in Bezug auf den Gehalt an markhaltigen Fasern (Associations-

systeme) weit mehr hinter dem menschlichen Gehirn zurücksteht, als es die äussere Besichtigung erkennen lässt. Das hintere grosse Associationscentrum ist relativ weit besser entwickelt als das frontale.

Die Bedeutung des präfrontalen Gebietes für die höhere Intelligenz ist u. A. von Hitzig eingehender gewürdigt worden, welcher zuerst darauf hinwies, dass diese Rindentheile nach den Ergebnissen des Thier-Experimentes weder sensible noch motorische Functionen vermitteln. Hitzig ist aber wie alle Anderen nicht zu einer klaren positiven Anschauung über die elementare Natur dieser höheren psychischen Vorgänge („Vorstellungen höherer Ordnung", Hitzig) hindurchgedrungen. Ferrier, welcher bereits vorher psychische Defecte nach Exstirpation jener Gegend wahrgenommen hatte, charakterisirt dieselben als „Verlust psychischer Concentration". Wundt bringt das präfrontale Gebiet mit seiner „activen Apperception" in Verbindung, eine Anschauung, welche mir höchst beachtenswerth erscheint, sofern man hierunter nicht etwas Einfaches, sondern einen Complex elementarer Funktionen versteht.

[44] Stumpfsinn findet sich gelegentlich bei allen grösseren Defecten der Grosshirnlappen, auch der hinteren Gegend. Immerhin scheint mir die „frontale Interesselosigkeit" ein besonderes Gepräge zu haben. Bei Dementia paralytica ist von den makroskopischen Befunden die Atrophie der präfrontalen Region der regelmässigste. Daneben finden sich aber besonders häufig auch Defecte in den Centralwindungen und im oberen Scheitelläppchen — ganz abgesehen von anderen Regionen. Die letzteren Defecte sind insofern von besonderem Interesse, als sie Rindentheile betreffen, welche ebenso wie die präfrontale Gegend mit dem mittleren Theil des Körperfühlsphäre in reichster associativer Verbindung stehen (vergl. Tafel Fig. 2, Körperfühls.). In den meisten Fällen von Stirnhirnerkrankung geht dem Stadium des apathischen Blödsinns eine Periode voraus, welche durch un-

sinniges Projectemachen, hochgradige Selbstüberschätzung u. a. m. — also gerade die gegentheiligen Erscheinungen charakterisirt ist.

[45] Vergl. besonders LEYDEN und JASTROWITZ „Beiträge zur Localisation im Grosshirn" etc. worin vortreffliche Beobachtungen niedergelegt sind. J. weist hier darauf hin, dass bei partiellen Stirnhirn-Erkrankungen durch Neubildungen, welche einen Reiz auszuüben geeignet sind, ein eigenthümliches Bild entsteht, welches die Psychiatrie als Moria, Narrheit bezeichnet, wie läppisches Gebahren mit Neigung zu allerhand Streichen, Witzeleien, eventuell auch rücksichtslosem Sichgehenlassen mit vorherrschend heiterem, bald auch mürrischem Wesen.

[46] Vergl. u. A. KAES Arch. f. Psych. Bd. XXV S. 157f. Beim erwachsenen Chimpanse zeigt die Körperperfühlsphäre, insbesondere im Bereich der Centralwindungen einen weisslichen Ueberzug, ähnlich dem Gyrus uncinatus des Menschen. Keine andere Stelle kommt dem gleich.

[47] Die Randzonen gehören schon zu den „Associationscentren"; sie scheinen mir für die „Gedächtnissspuren", die musikalische und malerische Beanlagung etc. besonders wichtig zu sein.

[48] Man könnte daran denken, dass es „psycho-motorischen" Funktionen dient, indem es Erregungen vom hinteren grossen Associations-Centrum auf die Ursprünge der motorischen Bahnen der Körperfühlsphäre überträgt. Es zerfällt aber entwickelungsgeschichtlich deutlich in zwei Abtheilungen, deren eine (dickfasrige) von den Centralwindungen gegen das *h. g. A C* hin vordringt, somit wohl auch in dieser Richtung leitet, während die andere (feinfasrige) sich in umgekehrter Richtung entwickelt. Dieses System ist von WERNICKE zum Theil als senkrechtes Occipital-Bündel beschrieben worden; es hat aber weit mehr Beziehungen zum Schläfenlappen (vergl. Fig. 3 *P m*, wo es auf dem Querschnitt durch feine Punkte markirt ist). Die nähere Erforschung dieses Bündels hat auch insofern für die Pathologie grosses Interesse, als dasselbe offenbar zahlreiche hemmende und

reizende Fernewirkungen bei Herden innerhalb der Centralwindungen vermittelt. So kann ein Herd in der Mitte der letzteren transitorisch sensorisch-amnestische Aphasie, optische Aphasie etc. (höchst wahrscheinlich auch „epileptische Aequivalente") hervorrufen, was leicht erklärlich wird, wenn man die Beziehungen des in Rede stehenden langen Associationssystems zu dem Grenzgebiet von Schläfen- und Hinterhauptslappen in Betracht zieht. Ich bezweifle nicht, dass wir mit einer fortschreitenden Erkenntnis des Hirnbaus auch ganz im allgemeinen sichere Kriterien dafür gewinnen werden, wo Fernwirkungen, wo directe Herdsymptome vorliegen (vergl. Tafel Fig. 1).

[49] Die in Rede stehenden Verhältnisse liefern wie mir scheint auch den Schlüssel zu einer rationellen Erklärung der hypnotischen Erscheinungen.

[50] Man sollte meines Erachtens auch nur von einer Centralisation, nicht von einer Einheit des Bewusstseins sprechen.

[51] Die Körperfühlsphären werden auch zuerst durch intra- und intercorticale Associationssysteme zu einem einheitlichen Organ zusammengefasst. Der Balken entwickelt sich zunächst zwischen den Centralwindungen.

Tafel-Erklärung.

B oberer Kleinhirnstiel (rother Kern)	Haube des		Grosshirnschenkels.
l Hauptschleife			
r formatio reticularis			
cH centrale Haubenbahn			
P Pyramidenbahn		Fuss des	
5 temporale	Grosshirnrinden-Brückenbahn		
6 frontale			
g corpus geniculatum internum.			

Die in Hirnwindungen eingezeichneten Striche stellen ausnahmslos Associationssysteme dar.

Fig. 1.

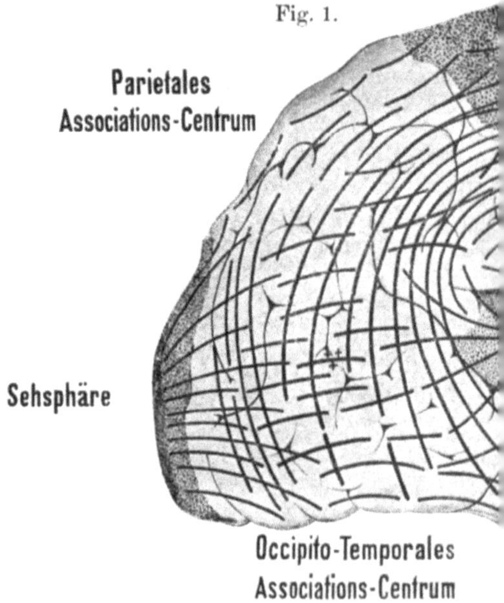

Fig. 2.

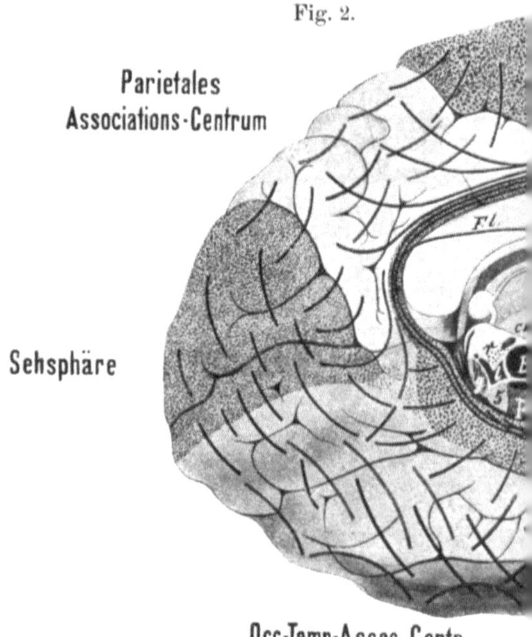

Verlag v

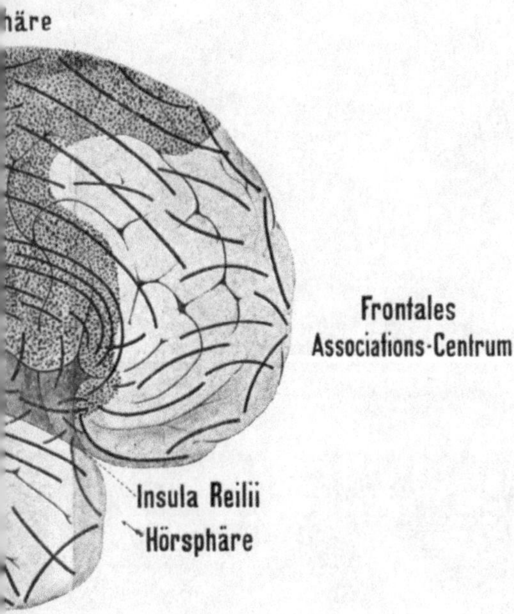
häre
Frontales
Associations-Centrum
Insula Reilii
Hörsphäre

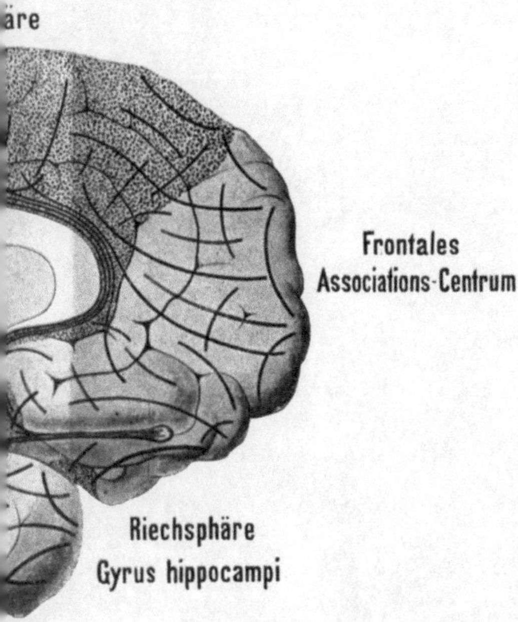
äre
Frontales
Associations-Centrum
Riechsphäre
Gyrus hippocampi

in Leipzig.

Druck von Metzger & Wittig in Leipzig.

FSC
www.fsc.org
MIX
Papier | Fördert gute Waldnutzung
FSC® C083411

Zeitfracht Medien GmbH
Ferdinand-Jühlke-Straße 7
99095 Erfurt, Deutschland
produktsicherheit@kolibri360.de